Armel Herve Nwabo Kamdje

Hematologia-Oncologia e Terapia

Armel Herve Nwabo Kamdje

Hematologia-Oncologia e Terapia

Hematologia, patologia oncológica humana e terapia

ScienciaScripts

Imprint
Any brand names and product names mentioned in this book are subject to trademark, brand or patent protection and are trademarks or registered trademarks of their respective holders. The use of brand names, product names, common names, trade names, product descriptions etc. even without a particular marking in this work is in no way to be construed to mean that such names may be regarded as unrestricted in respect of trademark and brand protection legislation and could thus be used by anyone.

Cover image: www.ingimage.com

Este livro é uma tradução do original publicado sob ISBN 978-3-8443-2223-1.

Publisher:
Sciencia Scripts
is a trademark of
International Book Market Service Ltd., member of OmniScriptum Publishing Group
17 Meldrum Street, Beau Bassin 71504, Mauritius
Printed at: see last page
ISBN: 978-620-2-95821-9

Hematologia-Oncologia e Terapia

laboratório é dirigido pelo Dr. Mauro KRAMPERA.

Este estudo foi centrado na co-cultura das células de Leucemia Linfoblástica Aguda B com as células do estroma Mesenquimatoso derivado da medula óssea como modelos in vitro para estudar o papel das vias de sinalização de Notch em ambos os tipos de células.

A presente tese expõe a implicação da via de sinalização de Notch na sobrevivência de células de Leucemia Linfoblástica Aguda B quando cultivadas sozinhas ou co-cultivadas em contacto directo com células estromais mesenquimais derivadas da medula óssea. Este trabalho dá origem a um artigo que foi submetido ao Blood Journal para publicação.

Assim, este livro foi escrito numa introdução geral sobre hematopoiese embrionária, hematopoiese adulta, doenças hematológicas, leucemia aguda, caminho de sinalização de Notch e células estaminais mesenquimais humanas; material e métodos, resultados e discussão que integra todo o trabalho.

Esta tese foi escrita em inglês e um resumo em língua italiana com o objectivo de obter o título de doutoramento pela Universita degli studi di Verona.

CONTEÚDO

ABSTRACT

A leucemia linfoblástica aguda de células B (B-ALL) é o tipo mais comum de leucemia aguda que se desenvolve na medula óssea. Embora muitos dados da literatura estejam disponíveis sobre o papel da sinalização de Notch na biologia de todas as células T, a importância desta via molecular no desenvolvimento de células B-ALL no microambiente da medula óssea é desconhecida até agora. Neste estudo, utilizámos antiNotch molecules neutralizing antibodies and y-secretase inhibitor (GSI) XII para investigar o papel da via de sinalização Notch na promoção da sobrevivência das células B-ALL humanas na presença de suporte de células estromais. O tratamento com combinações de anticorpos neutralizantes de moléculas anti Notch resultou na diminuição da sobrevivência das células B-ALL, quer cultivadas isoladamente quer co-cultivadas na presença de suporte de células do estroma. Curiosamente, a inibição de Notch-3 e -4 ou Jagged-1/-2 e DLL-1 resultou num aumento dramático de células apoptóticas B-ALL em 3 dias, semelhante ao que se obtém bloqueando toda a sinalização de Notch com o GSI XII. Os nossos dados sugerem que o efeito anti apoptótico mediado das células do estroma na linhagem B TODAS as células são mediadas por Notch-3 e -4 ou Jagged-1/-2 e DLL-1 de uma forma sinérgica.

Capítulo 1: INTRODUÇÃO GERAL
1. INTRODUÇÃO

1.1 Receptores de entalhes e ligandos

Em 1917, Thomas Hunt Morgan e colegas descreveram uma estirpe de *Drosophila* com entalhes no fim

das asas (Morgan *et al.*, 1917). Esta curiosa característica foi atribuída a uma perda parcial da função do

que mais tarde seria identificado como o gene Notch. O gene Notch, que foi clonado em meados da

década de 1980 por grupos de Artavanis-Tsakonas (Wharton *et al.*, 1985) e Young (Kidd *et al.*, 1986),

codifica um receptor transmembrana de tipo I. Em *Drosophila*, apenas uma proteína Notch e dois

ligandos (Delta e Serrate) estão presentes, enquanto os mamíferos, tais como ratos e humanos, possuem

quatro proteínas Notch Notch1-4 (Weinmaster et al., 1992, Lardelli *et al..*, 1994, Uyttendaele *et al.*,

1996), e cinco ligandos, denominados Delta-like-1,-3 e -4 (DLL1,DLL3 e DLL4) (Radtke *et al.*, 2003) e

Jagged1, Jagged2 que são ligandos Ser-like (Figuras 1a,1b) (Radtke *et al.*, 2003).

Nos mamíferos, o receptor Notch é produzido como precursor que é modificado no caminho de

secretariado. É clivado em duas partes por Furin protease na trans-Golgi e é exposto à superfície celular como receptor heterodimérico (Blaumueller *et al.*, 1997, Loegat *et al.*, 1996). The Notch heterodimer consists of noncovalently associated extracellular and transmembrane domains. The extracellular domain contains the signal peptide and 36 tandemly repeated copies of an epidermal growth factorlike motif (EGF-like). A subunidade transmembrana contém um curto domínio extracelular, a região de extensão da membrana, e um domínio intracelular (denominado CDI) contendo vários motivos conservados. A associação estável das duas subunidades Notch está dependente de um domínio de heterodimerização recentemente descrito, compreendendo a extremidade carboxi-terminal da subunidade extracelular e a extremidade amino-terminal extracelular da subunidade transmembrana (Figura 1c) (Sanchez-Iriazzy *et al.*, 2004).

As repetições tipo EGF amino-terminal participam na ligação ligando, enquanto que as repetições LN (presentes no domínio extracelular) impedem a sinalização na ausência de ligando. A extensão citoplasmática do Notch contém um domínio RAM, seis repetições de ankyrin (também conhecido como CDC10), dois sinais de localização nuclear, um domínio de transacção (TAD) e uma sequência PEST (Figura 1c). Embora as estruturas dos quatro receptores Notch sejam muito semelhantes, mostram diferenças nas partes extracelulares e citoplasmáticas. Os receptores Notch1 e Notch2 contêm 36 repetições EGF no seu domínio extracelular, enquanto o Notch3 alberga 34 e o Notch4 apenas 29 repetições (Bray *et al.*, 2006). Diferenças adicionais são encontradas dentro do domínio citoplasmático; especificamente, o Notch1 contém um DAT forte, e o Notch2 um DAT fraco e nenhum DAT está presente no Notch3 e no Notch4, contudo todos os quatro receptores têm actividade de transacção. As principais diferenças estruturais entre os membros da família ligand são o número e o espaçamento das repetições semelhantes ao EGF no domínio extracelular e a presença de um domínio rico em cistina (domínio LN, que está localizado a jusante das repetições semelhantes ao EGF) em Ser, Jagged1 e Jagged2 (Figura 1c).

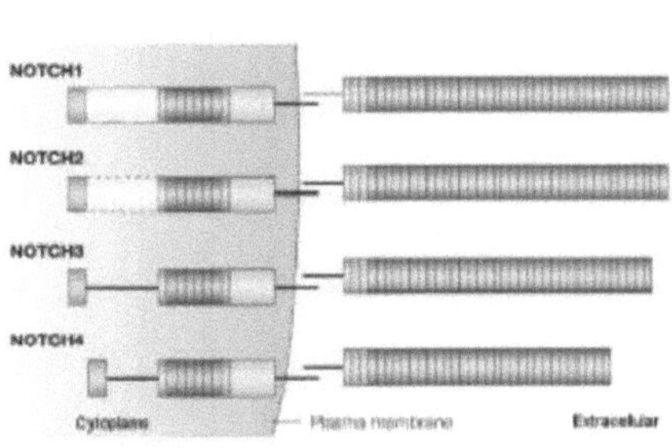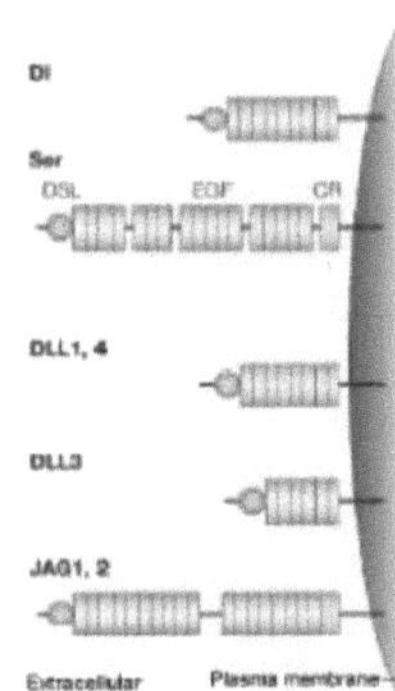

Figura 1. Estrutura das proteínas Notch e seus ligandos

a) Esquema de receptores de Notch. Os receptores Notch (Notch1-4) são apresentados na superfície da célula como heterodímeros. **b)** Esquema de ligandos Notch. Foram identificados dois ligandos transmembrana para Notch em Drosophila, denominados Delta (Dl) e Serrate (Ser). Os vertebrados possuem três homólogos Delta, denominados Delta-like (DLL)-1, -3 e -4, e dois homólogos Serrate, Jagged 1 (JAG1) e Jagged 2 (JAG2). Serrate, Jagged1 e Jagged2 abrigam um domínio rico em cisteína (CR) seguindo as repetições semelhantes ao EGF. **c)** Estrutura do domínio dos receptores eterodimer Notch. O ectodomínio dos receptores Notch contém repetições do tipo EGF e um domínio Notch/Lin12 (LN) rico em cisteína; este é seguido por um domínio transmembrana, o domínio RAM e seis repetições de ankyrin (ANK), dois sinais de localização nuclear (NLSs), seguidos pelo domínio de transacção (TAD) e uma sequência PEST. Adaptado de Radtke *et al.*, 2003.

1.1.1 O Caminho do entalhe

A sinalização notch é iniciada por uma interacção receptor-ligante entre duas células vizinhas, nomeadamente o ligando é expresso na célula emissora da sinalização enquanto o receptor na célula receptora da sinalização. Este contacto célula-célula é um pré-requisito importante para desencadear o evento de sinalização que conduz a duas clivagens proteolíticas sucessivas, que libertam a porção citoplasmática do Notch (NICD) da membrana da célula receptora.

A primeira clivagem, causada por uma desintegração ADAM e metaloprotease, ocorre na subunidade transmembrana próxima do domínio transmembrana fora da célula (Bray et al., 2006). A segunda ocorre dentro do domínio transmembrana de Notch e é induzida por uma protease multisubunidade chamada gama-secretase que contém presenilina, nicastrina, PEN2 e APH1 (Figura 2) (Fortini *et al.,* 2002, De Strooper *et al.,* 1999). A segunda clivagem liberta o domínio intracelular Notch (NICD), que depois transloca para o núcleo e coopera com a proteína CSL ligada ao ADN (com o nome CBF1, Su(H) e LAG-1) e o seu co-activador Mastermind (Mam) para promover a transcrição. Na ausência de sinalização Notch, a CSL liga-se aos promotores dos seus genes alvo e recruta os seus corepressores e diácetilas de história, que inibem a transcrição (Kao *et al.,* 1998). Quando o NICD está presente, compete com as proteínas inibitórias para a ligação da CSL. Recruta então co-activadores incluindo Mastermind e histone acetyltransferases, que convertem CSL de um repressor transcripcional para um activador transcripcional (Bray *et al.,* 2006, Fryer *et al.,* 2002) (Figura 2).

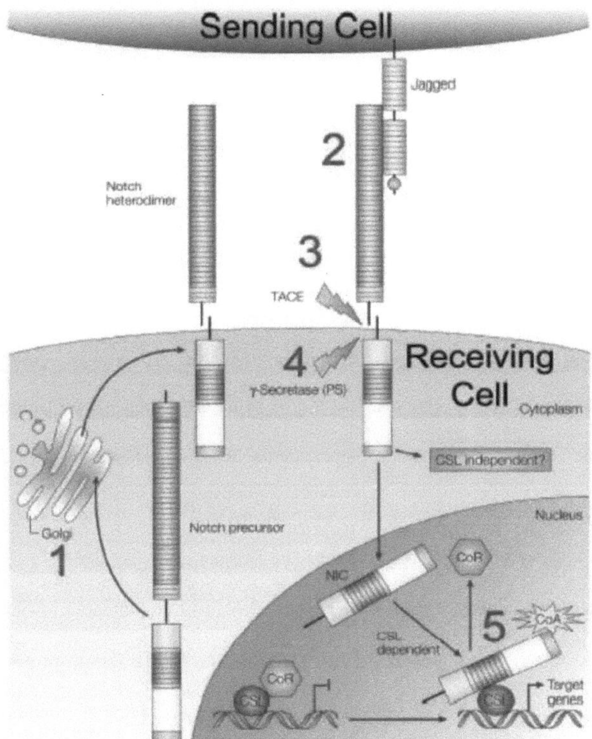

Figura 2. O Caminho do entalhe

As proteínas Notch são sintetizadas como proteínas precursoras que são processadas por uma converase tipo pele no Golgi (1) antes de serem transportadas para a superfície celular, onde residem como heterodímeros. **2)**

Interaction of Notch receptors with their ligands, such as Delta-like or Jagged (2), leads to a cascade of proteolytic cleavages. The first cleavage is mediated by TACE (3), followed by a second cleavage mediated by the gamma-secretase activity of presenilins (PS,4), which liberates the cytoplasmic domain—Notch intracellular domain (NICD). The liberated NICD enters the nucleus and binds to the transcription factor CSL, which displaces co-repressors (CoR) and recruits coactivadores (CoA), levando à activação transcripcional dos genes-alvo a jusante (5). Adaptado de Radtke *et al.,* 2003.

1.1.2 Regulamentação da actividade de Notch-ligand

A expressão dos ligandos de Notch durante o desenvolvimento é bastante dinâmica e contribui significativamente para a actividade diferencial do percurso. Em alguns contextos de desenvolvimento, o ligando é produzido por uma população distinta de células. Contudo, em muitas circunstâncias, a transcrição diferencial de ligantes não é suficiente para explicar porque é que certas células se tornam as células que enviam o sinal. De facto, não só a modificação pós transcrição dos receptores, mas também dos ligandos foi considerada importante na via do Notch. O mecanismo mais importante parece depender da ubiquitinação. De facto, foram identificadas duas ligas E3 ubiquitina, Neuralizada (Neur) e Bomba Mental (Mib), que interagem directamente com os ligandos Notch e são necessárias para a activação dos ligandos (Figura 3) (Le Borgne *et al.*, 2005).

A perda de Neur em *Drosophila melanogaster* ou *Xenopus leavis* e de Mib1 em *Danio rerio* resulta em fenótipos neurogénicos (Le Borgne *et al.*, 2005), típicos para a perda da função Notch. Em células normais, o extenso tráfico de ligandos Notch é comprometido na ausência de Neur ou Mib, uma vez que os ligandos se acumulam à superfície da célula mas estão inactivos (Le Borgne *et al.*, 2005b).

Esta observação indica que a regulação da actividade ligante por Neur e Mib está intimamente associada à endocitose e requer a proteína de ligação à ubiquitina Epsin (Wang *et al.*, 2005). Foram propostos diferentes modelos para explicar a ligação entre a ubiquitylation, endocitose e actividade ligante (Le Borgne *et al.*, 2005). Por exemplo, a endocitose ligand poderia gerar uma "força de tracção" num receptor ligado que provoca uma alteração conformacional na região de heterodimerização Notch (Parks *et al.*, 2000). Outra possibilidade é que a ubiquitylation promove a agregação de ligantes. De facto, a activação do Notch é mais eficaz se os ligandos forem agrupados através de fusão a uma moleza Fc ou através de imobilização em plástico (Varnum-Finney *et al.*, 2000). Uma terceira possibilidade é a ubiquitylation permite o tráfico para um compartimento endocítico, o que permite a modificação dos ligandos ou resulta na re-inserção dos ligandos em domínios de membrana específicos. Duas observações apoiam este modelo. A segregação da RAB11, um componente do endossoma de reciclagem ou mutações num componente exocitário SEC15, influencia a sinalização nos precursores de órgãos sensoriais *Drosophila* (SOP), um sistema bem estabelecido para estudar a via de Notch (Emery *et al.*, 2005). Qualquer que seja o mecanismo de activação dos ligamentos, a regulação das ligas E3 representa um passo crucial para o controlo da actividade da via de Notch.

A localização dos ligandos dentro da célula é importante para uma sinalização eficaz e pode ser influenciada por outras proteínas. Por exemplo, o Echinoid, uma molécula de imunoglobulina do tipo C2, coloca-se com Notch e Delta nas junções adherens em *Drosophila*.

As interacções genéticas indicam que Echinoid funciona como um regulador positivo para promover a sinalização Notch (Escuder *et al.*, 2003). Echinoid coloca-se com Delta em vesículas endocíticas, e a adesão mediada por Echinoid poderia favorecer as interacções Notch-Delta. Consistente com esta noção, foi demonstrado que a alteração da ci-arquitectura das células pode afectar o seu potencial de sinalização. Além disso, os domínios intracelulares de alguns ligandos Notch contêm motivos de interacção proteína-proteína (por exemplo, motivos de ligação PDZ) que se podem ligar a proteínas intracelulares de andaimes (Wrigth *et al*, 2004).

Estruturalmente, os ligandos partilham muitas características com o próprio Notch e são propensos a modificações semelhantes incluindo o processamento proteolítico (Mishra-Gorur *et al.*, 2002). Contudo, a finalidade da clivagem dos ligantes permanece pouco clara. Uma hipótese é que o processamento proteolítico do ligante contribui para a desregulação do ligante (Mishra-Gorur *et al.*, 2002). Por exemplo, a perda da metaloprotease tipo Kuzbanian, que se tem mostrado clivagem Delta, resulta em sinalização ectópica de Notch em certos locais. Outra hipótese é que os ligandos clivados ou segregados antagonizam a sinalização Notch, porque, na maioria das circunstâncias, fragmentos solúveis de ligantes inibem a sinalização do receptor (Le Borgne *et al.*, 2005). É também possível que a clivagem dos ligandos transmembrana possa transmitir um sinal intracelular através de actividades que estão associadas aos domínios intracelulares do ligando. São necessárias mais investigações para identificar todas as consequências funcionais da proteólise ligandar sobre a sinalização in vivo do Notch.

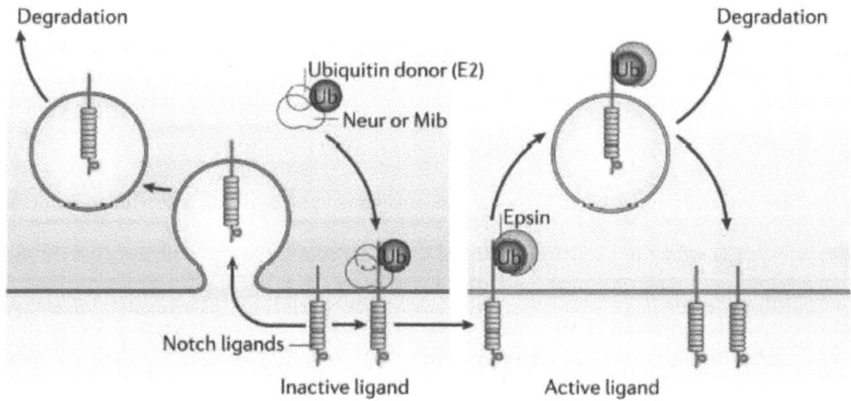

Figura 3. Activação de Ligand implica ubiquitylation

As ligas E3 ubiquitina Neuralized (Neur) e a bomba Mind (Mib) interagem directamente com os ligandos Notch. LIGANTE ESQUERDA, ligando inactivo: Antes de serem modificados por Neur ou Mib, os ligandos estão inactivos, e podem ser endocitose e degradados. A ubiquação mediada por Neur ou Mib (Ub) dos ligandos Notch é necessária para a endocitose mediada por Epsin. Ligandos rectos, activos: Os ligandos são então competentes para sinalizar quer porque a endocitose está directamente associada à activação do receptor, quer porque permite a entrada num compartimento ou domínio de membrana específico que torna os ligandos activos. Podem também ser alvo de degradação. E2, enzima de ubiquitina conjugada. Adaptado de Bray *et al.*, 2006.

1.1.3 Maturação do Notch-receptor

Os receptores de entalhes têm padrões de expressão amplos em muitos tecidos, mas as análises de onde ocorre a clivagem ou onde os genes alvo são expressos revelam um perfil de activação bem regulado. Estas observações indicam que a actividade do receptor também deve ser regulada através de mecanismos pós transcripcionais.

As proteínas Notch têm um grande domínio extracelular que consiste em múltiplas repetições do tipo EGF, que são locais de glicosilação (Haines *et al.*, 2003). A enzima O-fucosil transferase (O-Fut) adiciona a primeira fucose e é essencial para a geração de um receptor funcional (Okajima *et al.*, 2005). O esgotamento do O-Fut em *Drosophila* e ratos resulta em fenótipos que se assemelham aos associados à sinalização de falta de nódoas. Não só a actividade enzimática é importante, o O-Fut também funciona como acompanhante para promover a dobragem e transporte de Notch do retículo endoplasmático para a membrana celular (Okajima *et al.*, 2005). Os repetidos EGF múltiplos em Notch têm o potencial de serem modificados e, portanto, poderia ser gerado um grande repertório de receptores modificados diferencialmente. Foi demonstrado que estas modificações de glicosil alteram a capacidade dos ligandos para activar o Notch. Por exemplo, nas células dorsais da asa *Drosophila*, a glicosil transferase Fringe potencia a activação por Delta e torna o Notch resistente à activação por Serrate. Por exemplo, o Serrate liga-se com maior afinidade a fragmentos de Notch que foram fucosilados e com menor afinidade a fragmentos que foram posteriormente modificados por Fringe (Okajima *et al.*, 2003).

A mutação do sítio de glicosilação em EGF-repetição 12, uma repetição crucial para a ligação ligand, permite a activação de Notch por Serrate mesmo na presença de Fringe, o que indica que este é um sítio chave para modificação (Yang *et al.*, 2005). Além disso, o Lunatic Fringe, um homólogo mamífero de Fringe, potencia a ligação Delta em estudos in vitro e promove a actividade do Notch. Estas observações indicam que os padrões de glicosilação podem fazer mais do que produzir um efeito "tudo ou nada" em diferentes ligandos.

1.1.4 Clivagem proteolítica do entalhe

A sinalização de entalhes é iniciada por uma interacção receptor-ligante que desencadeia o evento de sinalização levando a duas clivagens proteolíticas sucessivas. A primeira clivagem, causada por uma desintegração ADAM e metaloprotease, ocorre na subunidade transmembrana próxima do domínio transmembrana no exterior da célula (Bray *et al.*, 2006). Duas metaloproteases foram implicadas na clivagem S2, ADAM10 (também conhecida como Kuzbanian; Kuz) e factor-alfa de necrose tumoral (TNFalfa)- enzima conversora TACE, também conhecida como ADAM17, que têm papéis parcialmente redundantes (Fortini *et al.*, 2002, Brou *et al.*, 2000). A clivagem protease S2 continua a ser um aspecto importante para a investigação, particularmente porque os estudos das metaloproteases revelam o potencial de regulação por factores externos, ambiente de membrana e vias de sinalização intracelular.

A clivagem S3 ocorre dentro do domínio transmembrana de Notch e é induzida por gama-secretase, um complexo enzimático que contém presenilina, nicastrina, PEN2 e que liberta a porção citoplasmática de Notch (NICD) da membrana da célula receptora.

As presenilinas (PS1 e PS2) são necessárias para a clivagem intramembrana de um número crescente de proteínas de membrana tipo I, incluindo a proteína precursora amilóide da doença de Alzheimer (Xia et al., 2003). Além disso, a proteólise intramembrana regulada é um mecanismo novo envolvendo proteases que hidrolisam os seus substratos num ambiente hidrofóbico. Estudos genéticos e bioquímicos implicaram os eventos de processamento proteolítico que levam à geração de amilóides-beta-peptídeos na patogénese da doença de Alzheimer. As mutações em APP e as presenilinas (PS1 e PS2) provocam a doença de Alzheimer precoce, e as mutações de presenilina levam a um maior processamento de APP por gama-secretase in vitro e in vivo (Lendon et al., 1997)   . Exposição de ratos com deficiência de PS1

anormalidades de desenvolvimento consistentes com a sinalização Notch alterada (Wong *et al.*, 1997, Shen *et al.*, 1997) e interacções genéticas entre os homólogos notch glp-1 e lin-12 e os homólogos presenilin sel-12 e hop-1 em C. elegans fornecem provas indirectas do envolvimento das presenilinas na via de sinalização Notch (Levitan *et al.*, 1995, Levitan *et al.*, 1998). Além disso, os ratos com deficiência de PS1 e PS-1/PS-2 tiveram um decréscimo acentuado na geração de NICD. (De Strooper *et al.*, 1999).

Mutagénese, rotulagem de afinidade, isolamento bioquímico e reconstituição em células revelam que o PS, em complexo com co-factores nicastrina, APH-1 e PEN-2, contém aparentemente o sítio activo de gama-secretase, uma protease de aspartílico de membrana (Figura 4).

PS contém motivos YD e LGXGD em dois domínios transmembrana que é postulado para constituir um sítio activo de protease de aspartilo. PS1 e PS2 são polipéptidos de 467 e 448-resíduos, respectivamente, e partilham ~60% de semelhança de sequência. A PS de comprimento total sofre endoproteólise para formar fragmentos estáveis de N-terminal (NTF) e C-terminal (CTF), que permanecem associados e estabelecem a forma activa da enzima (Xia *et al.*, 2003). A investigação do complexo contendo PS de alto peso molecular (HMW) indica que cofactores adicionais se associam intimamente com a PS para formar o complexo activo gama-secretase. Em

comuns aos anticorpos anti-PS1, os anticorpos anti-nicastrina podem precipitar o complexo funcional gama-secretase (Elser *et al.*, 2002) e embora a glicosilação da nicastrina não seja absolutamente necessária para a actividade gama-secretase, principalmente a forma madura da nicastrina (glicosilada) foi identificada no complexo

gama-secretase HMW, e os níveis de nicastrina nas células estão estreitamente correlacionados com os níveis de PS

(Xia *et al2003.,*). A redução dos níveis de PS leva a uma redução concomitante dos níveis de nicastrina, e

A desregulação da expressão da nicastrina diminui os níveis de moléculas de PS estabilizadas.

Curiosamente, uma das abordagens emergentes para bloquear a sinalização Notch é a supressão da clivagem por

gama-secretase para prevenir a geração do NICD oncogénico e suprimir a actividade Notch.

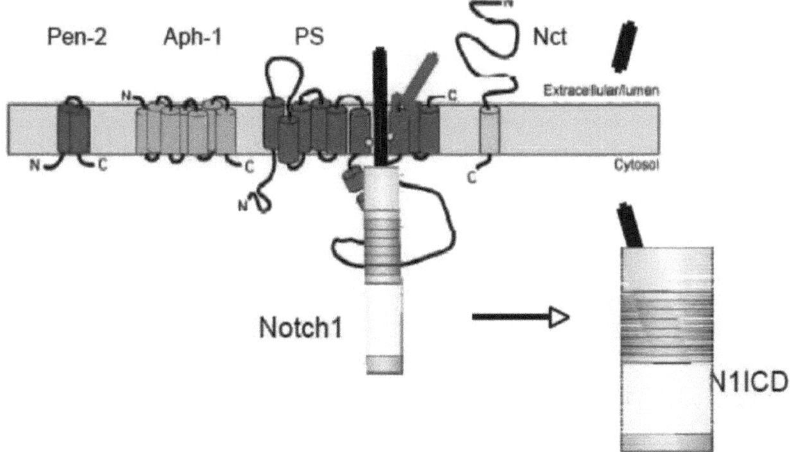

Figura 4. Representação esquemática dos componentes do complexo gama-secretase e do decote de Notchl

Representação esquemática dos domínios transmembrana de Presenilin-1 (PS). Em amarelo os dois resíduos de aspartilos, presentes em NFT e CTF. Nicastrin (Nct), APH1 e PEN2 são mostrados em amarelo, azul bebé e vermelho, respectivamente. O local de clivagem da seretase gama é indicado pela seta vermelha.

1.1.5 Endocitose de entalhes e tráfico

A endocitose é utilizada pelas células eucarióticas para regular a internalização de nutrientes, a transdução de sinal e a composição da membrana plasmática. Contudo, está a surgir um quadro mais complexo, no qual as vias endocíticas integram vários sinais, contribuindo assim para um nível mais elevado de organização celular e do organismo. Desta forma, a endocitose e a sinalização celular estão interligadas em muitos processos biológicos, tais como a motilidade celular e a determinação do destino celular (Polo *et al.*, 2006). Notch é um receptor de superfície celular, pelo que a sua localização esperada é a membrana plasmática. No entanto, uma quantidade substancial de Notch é alvo de degradação e uma grande fracção de Notch é detectada no citoplasma em compartimentos da via endocítica. Estudos em *Drosophila* mostraram que a Notch coloca-se com os GTPases RAB RAB5 e RAB7, que são ambos marcadores da via endocítica. Além disso, a Notch acumula-se em estruturas intracelulares quando a progressão endocítica é perturbada (Wilkin *et al.*, 2004).

Pensa-se que a entrada na via endossomal e multi-corporal está intimamente ligada à ubiquação das proteínas transmembranas. Foram identificadas várias ligas E3 que têm como alvo o Notch. A família Itch/Su(dx) de ligas E3 do domínio HECT são predominantemente reguladores negativos da sinalização Notch, ao visarem a Notch para a sua degradação. Uma segunda ligase E3 que se liga ao Notch, dentro da repetição da anquilina, é a proteína do dedo RING Deltex (Le Borgne et *al.*, 2005). Intrigantemente, em várias células de mamíferos, incluindo células linfóides e neurónios, a Deltex antagoniza a Notch. Talvez o equilíbrio preciso de diferentes actividades E3-ligase dite o resultado sobre a localização e actividade do Notch. Estas modificações da ubiquitina podem potencialmente influenciar a duração do receptor localizado na superfície, a sua acessibilidade aos ligandos, ou a sua capacidade de interagir com a gama-secretase. É evidente que o Notch está sujeito a diferentes tipos de regulação pós-transcripcional.

A actividade do Numb, um inibidor de Notch bem caracterizado, envolve também a endocitose. O Numb é assimetricamente segregado em uma de duas células filhas em várias linhagens, e uma pesquisa de mutantes dando fenótipos relacionados com o Numb identificou um-adaptin, um componente do complexo da proteína-2 (AP2) do adaptador que liga as cargas a camadas de clathrin de vesículas de transporte. O entorpecente interage com a-adaptin e com a Notch, pelo que poderia recrutar directamente a Notch para vesículas endocíticas. Além disso, o Numb de mamíferos promove a ubiquação da Notch (McGill *et al.*, 2003). No entanto, o resgate parcial do fenótipo Numb é observado com proteínas Numb que carecem do a-adapt no domínio da interacção, o que é indicativo de mecanismos alternativos de antagonismo mediado pelo Numb.

Recentemente foi desmostrated, que um evento de monoubiquitinação tem lugar na molécula NdeltaE, uma forma constitutivamente activa do receptor Notch que imita o produto intermédio de processamento TACE gerado após a ligação ligand (Gupta-Rossi *et al.*, 2004). Esta modificação é um pré-requisito para a clivagem gama-secreto da NdeltaE. O local principal de monoubiquitinação foi localizado a um resíduo conservado de lisina K1749 em Notch1 do rato. Foi proposto que esta etapa de ubiquitinação e endocitose são necessárias no contexto do receptor de comprimento total para a sua clivagem dependente de secretas gama.

A glicosilação e as etapas de processamento proteolítico têm uma influência crucial na actividade receptora, e são passos potencialmente importantes para a intervenção de drogas. A ubiquilação e o tráfico endocítico podem modular a quantidade de receptor disponível para sinalização e podem, portanto, fornecer mecanismos poderosos

para afinar a actividade do trajecto (Figura 5).

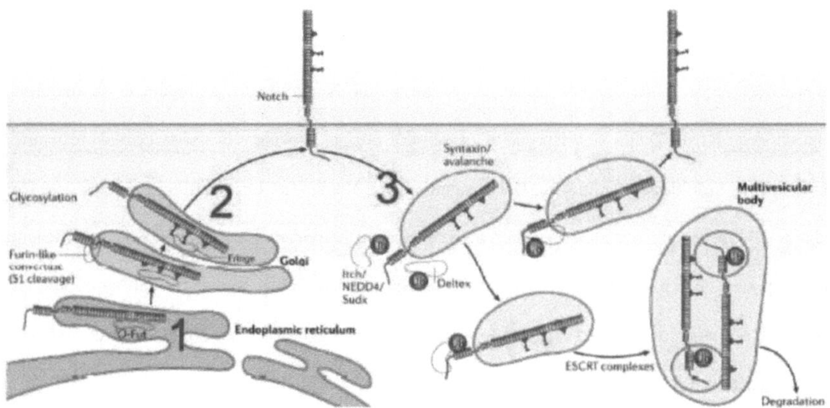

Figura 5. Processamento e tráfico regulamentam a actividade do Notch-receptor

Maturação do entalhe. O entalhe (roxo) é produzido no retículo endoplasmático onde interage com a O-fucosil transferase (O-Fut; verde, 1) e é transportado para o Golgi. No Golgi, é processado pela converase tipo Furin (cinzento, clivagem S1, 2) e glicosiltransferase (mostrada como protrusão cinzenta escura da Notch) pelo O-Fut e outras glicosiltransferases (por exemplo, Fringe) antes de ser exportado para a superfície celular. O entalhe que é endocitose da superfície celular pode ser reciclado ou degradado através da via multicorpo-corpo (3). As acções das ligas de ubiquitina Deltex e Itch/NEDD4/Su(dx) regulam o tráfico, embora os seus papéis precisos ainda não estejam claros. Outras proteínas (sintaxina, complexos ESCRT) que afectam o tráfico são indicadas, mas os seus locais de acção são hipotéticos e ainda não foram totalmente esclarecidos. Ub, ubiquitina. Adaptado de Bray *et al.*, 2006.

1.1.6 Notch actividade nuclear

Após a activação de Notch, N1ICD entra no núcleo e regula directamente a expressão dos genes alvo. Entre os alvos Notch, os mais bem caracterizados são os genes bHLH (basic-helix-loop-helix) da classe E(spl)/HES e recentemente foram identificados vários novos alvos N1ICD: ciclina D1, NF-kB, PPAR, myc, p21Waf1/Cip1 (Bray *et al.*, 2006) .

N1ICD entra no núcleo e liga o factor transripcional CSL. Esta proteína de ligação do ADN é o efeito essencial da actividade transcripcional Notch e tem sido altamente conservada ao longo da evolução (84% de identidade entre as proteínas humanas e *Drosophila*).

Os In the absence of Notch activity, CSL proteins recruit co-repressors. In mammalian cells, CSL corepressores incluem SMRT e SHARP (Kao *et al.*, 1998), which in turn recruit CtBP or other global corepressores. Duas outras proteínas de interacção CSL, SKIP e CIR (co-repressor de interacção CBF1), também fazem parte do complexo repressivo. Existem homólogos destas proteínas de mamíferos em *Drosophila* e têm sido ligados à sinalização CSL ou Notch. Em ratos e *Drosophila*, os fenótipos que são produzidos pelo esgotamento da CSL única são semelhantes mas não idênticos à função de perda de nódoas. Inicialmente, estas diferenças levaram à especulação sobre a sinalização de Notch independente da CSL.

Os mecanismos precisos que estão envolvidos na transcrição dependente de Notch ainda não são conhecidos, embora estudos em células de mamíferos tenham revelado uma série de cofactores recrutados. N1ICD forma um complexo trimérico com CSL e o co-activador Mastermind (Mam), que é essencial para a transcrição dependente de N1ICD *in vitro* e *in vivo* (Wilson *et al.*, 2006) (Figura 6). Embora Mam se ligue com alta afinidade ao complexo CSL/NICD numa interacção que requer o domínio ANK do NICD, nem o NICD nem a CSL se ligam a Mam separadamente (Nam *et al.*, 2006). A estrutura do complexo, resolvida pela cristalografia de raios X, explica porque é que tanto a CSL como o domínio ANK do NICD são necessários para a ligação a Mam. A interface entre as duas proteínas forma uma ranhura alargada composta do domínio ANK do NICD de um lado e do domínio C-terminal (CTD) do CSL do outro. Mam é aninhada dentro desta ranhura como uma hélice longa, fazendo contactos extensivos com ambas as proteínas. Mam, por sua vez, recruta a histone acetylase p300, que promove a montagem de complexos de iniciação e alongamento (Wallberg *et al.*, 2002).

Imediatamente no terminal C do ANK do N1ICD há um trecho de ~100 aminoácidos que tem estado implicado na interacção funcional com vias de sinalização de citocinética (Bigas *et al.*, 1998), que é seguido por uma segunda sequência funcional de localização nuclear. Os aminoácidos 2155 a 2374 englobam um domínio de activação transcripcional (TAD) seguido de uma sequência OPA. O DAT terminal C do N1ICD demonstrou associar com os coactivadores transcripcionais PCAF e GCN5 (Kurooka *et al.*, 2000), mas este domínio por si só não é suficiente para a actividade transcripcional do N1ICD.

A imagem emergente é que a sinalização Notch requer o recrutamento de complexos de acetyltransferase de histone e a troca de variantes de histone para activar a transcrição. Além disso, o BRE1, um homólogo da história da levedura 2B ubiquitin ligase, é crucial para a função da Notch in vivo e estimula a transcrição dependente da Notch num ensaio de transfecção transitória (Bray *et al.*, 2005). Juntos, os dados mostram que a actividade do Notch é altamente sensível às modificações cromatinosas e aos rearranjos da história que poderiam contribuir para a especificidade do gene alvo.

Além disso, a sobreexpressão de dois silenciadores epigenéticos do grupo Polycomb melhora a hiperproliferação induzida pela Notch e também causa hipermetroliferação do gene supressor de tumores Rb, indicando outros mecanismos que poderiam restringir a acessibilidade dos melhoradores e cooperar com a Notch para conferir diferentes programas de expressão genética (Ferres-Marco *et al.*, 2006).

Portanto, a ligação de activadores específicos de tecidos contribui para uma expressão robusta do gene alvo, e pode explicar a especificidade das respostas de Notch em diferentes tipos de células.

A montagem do complexo co-activador não só promove a transcrição, mas também resulta na rotação do N1ICD. Isto é conseguido através do recrutamento de factores como o kinase-8 dependente de ciclina (CDK8), que fosforilatos N1ICD, tornando-o num substrato para a ligase nuclear ubiquitina FBW7 (Fryer *et al.*, 2004, Thompson *et al.*, 2007). Em células de mamíferos, o FBW7 interage preferencialmente com uma forma fosforilada de N1ICD e a expressão de um FBW7 negativo dominante leva a um aumento da expressão de alvos Notch (Thompson *et al.*, 2007, Wu *et al.*, 2001). Esta interacção requer a região PEST terminal C, consistente com as observações de que o Notch com truncamentos terminais C é muito estável, e nos humanos contribui para a oncogenicidade (Thompson *et al.*, 2007). A degradação do N1ICD resulta na dissociação de Mam e outros co-activadores, mas não é claro se as proteínas CSL também seriam afectadas ou se permaneceriam intactas no ADN.

Recentemente foi encontrado outro kinase para modular a rotação do Notch1. Estudos genéticos têm demonstrado que o homólogo *Drosophila* de glicogénio sintetase kinase-3beta (GSK3-beta), Salsicha, pode agir como um positivo23modulador da sinalização Notch (Ruel *et al.*, 1993, Ramain *et al.*, 2001). O GSK3-beta é um serine/threonine kinase e é um componente da cascata de sinalização Wnt/wingless (Kim *et al.*, 2000).

Observou-se que o GSK3-beta era capaz de ligar e fosforilato N1ICD in vitro, e atenuação de

A actividade GSK3-beta reduziu a fosforilação de N1ICD in vivo (Foltz *et al.*, 2002). Funcionalmente, a

sinalização de ligação e activação através do receptor endógeno Notch1 foi reduzida nos fibroblastos GSK3-beta

nulos, implicando um papel positivo para a sinalização de GSK3-beta mamífero Notch. Estes estudos revelam que

o GSK3 modula a sinalização de Notch1, possivelmente através da fosforilação directa do domínio intracelular de

Notch, e que a actividade de GSK3-beta protege o domínio intracelular da degradação do proteasoma.

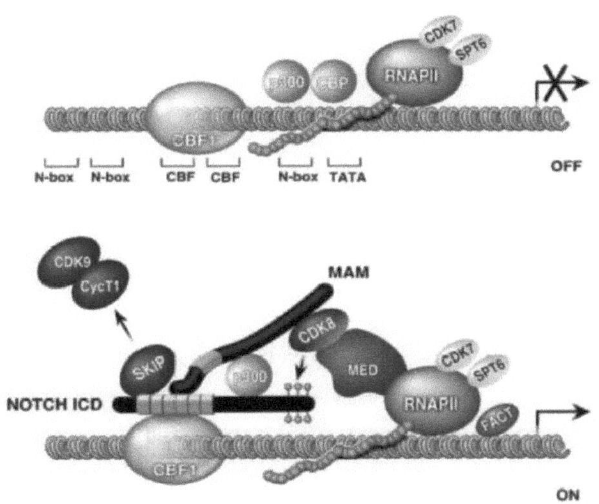

Figura 6. Modelo para a activação do gene HES1 pelo Notch

As proteínas ligadas ao promotor antes da sinalização são indicadas em cores claras (CBF1, RNAPII, CBP/p300, CDK7, e Spt6), enquanto que as proteínas que são recrutadas juntamente com o NICD são mostradas em cores mais escuras (MAM, SKIP, Med220, CDK8, CDK9/P-TEFb, FACT). A ligação do MAM ao p300 e CycC:CDK8 pode promover a fosforilação do p300, a hiperfosforilação do domínio PEST do NICD (círculos abertos), e facilitar a ubiquitinação mediada por Fbw7 do NICD para desmontar o complexo Notch enhancer. Adaptado de Fryer *et al.*, 2004.

1.2   Funções de entalhe

A via Notch funciona durante diversos processos de desenvolvimento e fisiológicos, podendo ser amplamente subdividida em três categorias:
Decisão da Bynary cell-fate, Diferenciação e manutenção de células estaminais (Figura 7).

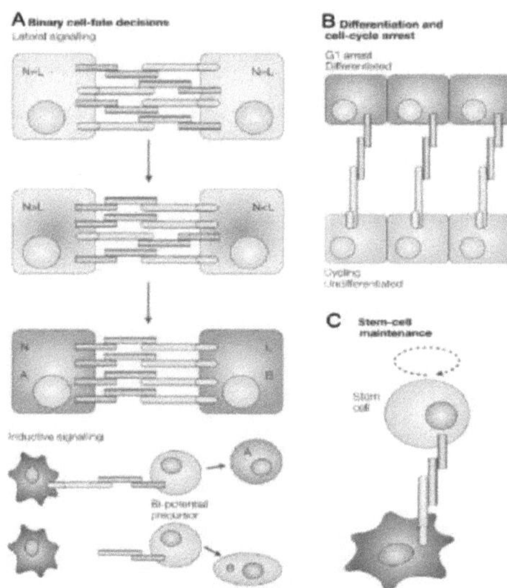

Figura 7. A sinalização de entalhes tem efeitos pleiotrópicos em muitos órgãos diferentes
Três efeitos principais são representados esquematicamente. **a)** A sinalização de notch influencia as decisões binárias de fósforo celular através da sinalização lateral ou indutiva. Na sinalização lateral, duas células equipotentes que inicialmente expressam quantidades iguais de ligando (L) e de entalhe (N) expressam gradualmente o ligando ou entalhe. A célula Notch-expressora recebe sinais de activação do ligante e apresenta a célula vizinha, resultando na adopção de destinos muito diferentes por parte destas duas células. A sinalização indutiva ocorre entre dois tipos diferentes de células. Uma célula precursora bi-potencial é instruída a adoptar um destino celular particular (por exemplo, destino celular A) após interagir com uma célula vizinha distinta que exprima os ligandos Notch. Na ausência deste sinal Notch, a célula precursora adoptaria outro destino (por exemplo, destino da célula B) por defeito. **b)** Uma segunda propriedade do Notch é a sua capacidade de influenciar a diferenciação e a progressão do ciclo celular. A sinalização Notch entre duas células relacionadas com o desenvolvimento pode iniciar processos de diferenciação terminal e induzir as células a sair do ciclo celular. **c) A** sinalização Notch pode manter células estaminais ou populações precursoras num estado indiferenciado. (Adaptado de

Radtke *et al.*, 2003).

1.2.1 Decisão da Bynary cell-fate

A decisão da Bynary cell-fate durante a neurogenese em moscas e vertebrados foi a primeira função da Notch a ser bem caracterizada (Artavanis-Tsakonas *et al.*, 1999). Isto é mais aparente durante o desenvolvimento de células neuronais-precursoras dos órgãos sensoriais (SOP, *Drosophila),* que têm origem num grupo de células equipotentes que têm a capacidade de se desenvolverem em células neuronais-precursoras ou células epidérmicas. Inicialmente, as células precursoras expressam Notch e o seu ligando, mas as concentrações destas proteínas começam a diferir entre as células vizinhas. Pequenas diferenças nas concentrações do receptor e/ou ligando são amplificadas ao longo do tempo, levando a células que expressam exclusivamente ou o Notch ou o seu ligando. A célula que recebe sinais de Notch é inibida de seguir o caminho que leva ao desenvolvimento neuronal e adopta um destino epidermal-células, enquanto que as células que expressam exclusivamente ligandos são conduzidas ao destino neuronal-células, um processo chamado Inibição Latheral (Kimble *et al.*, 1997).

Outra proteína envolvida no destino SOP é o Numb. O fenótipo da perda de funções do *Numb* é, em muitos aspectos, oposto ao associado à perda do Notch. Em cada divisão assimétrica, existe um nível diferencial de sinal de Notch entre as duas células filhas que é oposto aos níveis de Numb. Esta segregação diferente leva a diferentes destinos das duas células. Experiências nas quais foram gerados mutantes duplos de *Notch* e *entorpecido* colocam o *entorpecido* geneticamente a montante do *Notch.* Os fenótipos contrastantes do *Notch* e do *entorpecido,* juntamente com a descoberta de que as proteínas podem ligar-se directamente uma à outra, implicaram que o Numb dita o destino da descendência SOP regulando negativamente o Notch (Guo *et al.*, 1996).

A sinalização de entalhes também pode ocorrer entre duas células desdeopmentalmente distintas referidas como determinação indutiva de fósforo celular (Artavanis-Tsakonas *et al.*, 1999). Neste caso, o Notch e os seus ligandos são expressos exclusivamente em dois tipos de células diferentes. A célula que exprime o receptor, e portanto o receptor do sinal Notch, é induzida a diferenciar-se numa determinada linhagem celular. Por exemplo, uma célula bipotencial de crista neural do rato pode ser induzida pela

Notch a adoptar um destino de célula glial em oposição a um neuronal pelos ligandos Notch expressos em neuroblastos (Morrison *et al.*, 2000).

As células epiteliais tímicas do rato que expressam ligandos para o Notch1 induzem os precursores linfocitários precursores precursores a adoptar o destino das células T assim que entram no timo, enquanto que na ausência do Notch1 sinalizando que estes precursores adoptam o destino das células B como via padrão (determinação indutiva do destino das células-fadiga) (Osborne *et al.*, 2007).

1.2.2 Diferenciação

Para além de influenciar a escolha entre dois possíveis destinos celulares, a sinalização Notch pode induzir ou melhorar a diferenciação terminal. A sinalização Notch nas células estaminais epidérmicas difere assim de outras populações de células progenitoras ao promover, em vez de suprimir, a diferenciação. Na pele humana, a sinalização Notch inicia um programa de diferenciação terminal (Lowell *et al.*, 2000). Na pele de ratos adultos e queratinócitos, este programa de diferenciação é desencadeado pela sinalização de Notch mediada por Jagged, que induz marcadores de diferenciação precoce e paragem do ciclo celular através da upregulação do p21WAF1/Cip1 (Rangarajan *et al.*, 2001). Curiosamente, em outros tecidos, a sinalização de Notch inibe a diferenciação, como durante a manutenção das células estaminais no instestino e no cérebro.

1.2.3 O papel do entalhe no desenvolvimento embrionário

Foram introduzidas mutações em ratos para cada um dos quatro genes *Notch (Notch1--Notch4)* e quatro genes Notch ligand *(Delta-like1, Delta-like4, Jagged1, e Jagged2)*. *Os* ratos, homozigamente perturbados com *Notch1* (Molofsky *et al.*, 2004, Swiatek et al., 1994) ou *Notch2* (Conlon *et al.*, 1995, Hamada *et al.*, 1999) são fatais aproximadamente no dia embrionário 11 . Os ratos *Notch3-null* (Krebs *et al.*, 2003) e *Notch4-null* (Krebs *et al.*, 2000) sobrevivem sem quaisquer anomalias fenotípicas aparentes. A inactivação homozigotos de *Delta-like1*, *Delta-like4*, ou *Jagged1* causa letalidade embrionária durante E9.5-E12.5 (73), e os ratos *Jagged2-null* morrem perinatalmente (Hrabe *et al.*, 1997). Estas descobertas indicam que a maioria dos genes individuais *Notch* e ligand têm papéis não redundantes na embriogénese de ratos. Somitogénese, formação anormal de vasculatura, aumento da apoptose celular, diferenciação neuronal excessiva, etc., são observados nestes ratos mutantes. Existem, contudo, fenótipos semelhantes e dissimilares nestes ratos, e as causas de fatalidade nas fases inicial a intermédia da gravidez não são susceptíveis de ser uniformes nos ratos nocturnos para cada gene. Por outro lado, a progressão bem sucedida para as fases de meia-estação implica que a sinalização Notch é desnecessária para a fase muito precoce da embriogénese, incluindo a fase do óvulo fertilizado (Jiang *et al.*, 1998). Isto é consistente com o facto de que a activação da sinalização de Notch nas células estaminais embrionárias (ESCs), que são derivadas da massa celular interna, não bloqueia a diferenciação dos ESCs (Shi *et al.*, 2005).

Contudo, foi observado um papel predominante da actividade da via notch na regulação da célula estaminal da glândula mamária, sistema nervoso central, vasos, sistema hematopoiético, intestino e músculo.

1.2.4 Papel da Notch na hematopoiese

A via de sinalização de notch funciona em várias fases do desenvolvimento hematopoiético [revista em (Ohishi *et al.*, 2003)]. O entalhe é activado por interacções entre precursores e células de suporte do estroma, mas também por interacções entre células hematopoiéticas.

1.2.4.1 Expressão dos membros da Notch no sistema hematopoiético

A expressão Notch1 e Notch2 é encontrada nos precursores hematopoiéticos CD34+Lin- medula óssea, sugerindo um papel para a Notch muito cedo no desenvolvimento de células sanguíneas de mamíferos (Milner *et al.*, 1994; Ohishi *et al.*, 2000). Inversamente, a expressão Jagged1 encontra-se nas células do estroma da medula óssea (Walker *et al.*, 2001) bem como Delta1 e Delta4 (Karanu *et al.*, 2001). Todos estes ligandos são também expressos em células epiteliais tímicas, consistente com o importante papel do Notch no desenvolvimento das células T (Felli *et al.*, 1999; Mohtashami e Zuniga Pflucker, 2006).

Na linhagem mielóide, os monócitos expressam níveis elevados de Notch1 e 2 mas a expressão não foi encontrada nos granulócitos (Ohishi *et al.*, 2000). Finalmente, os progenitores eritróides da medula óssea expressam Notch1 mas a expressão diminui em células eritróides mais maduras, tais como normoblastos acidófilos (Ohishi *et al.*, 2000; Walker *et al.*, 2001).

1.2.4.2 Papel do entalhe na auto-renovação de células estaminais hematopoiéticas

Há provas importantes que apoiam a ideia de que Notch desempenha um papel crucial na auto-renovação das células estaminais hematopoiéticas (HSC). Trabalhos recentes realizados por Duncan *et al.* 2005, demonstraram que a sinalização Notch está activa na subpopulação KSL localizada no nicho da medula óssea e desregulada à medida que estas células se diferenciam. Além disso, a inibição Notch por um CBF1 negativo dominante leva a uma diferenciação acelerada das HSC in vitro e ao esgotamento da actividade das HSC in vivo, indicando que a Notch é necessária para a manutenção do estado indiferenciado das HSC (Duncan *et al.*, 2005).

A transdução retroviral do domínio intracelular Notch no c-Kit+Sca1+ (antigénio de células estaminais 1) Lin- progenitores hematopoiéticos murinos leva à imortalização destas células e ao repovoamento das linhagens mielóide e linfóide quando transplantadas em ratos letais irradiados (Varnum-Finney *et al.*, 2000). Além disso, Notch1IC expande o número de repovoamentos de medula óssea em transplantes secundários e promove a sua diferenciação linfóide (Stier *et al.*, 2002). Um resultado semelhante foi obtido expressando Notch4IC em células do sangue do cordão umbilical humano (Vercauteren e Sutherland, 2004).

A expansão ex vivo de células hematopoiéticas humanas é crítica para procedimentos clínicos que envolvem transplantes de células estaminais. Adição de Jagged1 solúvel a culturas ex vivo de células sanguíneas CD34+CD38-Lin- do cordão umbilical humanas expandem células estaminais humanas sem perder a capacidade de repovoar a hematopoiese de ratos NOD/SCID (diabéticos não-obesos/ imunodeficientes gravemente comprometidos) (Karanu *et al.*, 2000). Um efeito semelhante foi encontrado através da incubação de progenitores de KSL de medula óssea com uma proteína de fusão Deltal (Varnum-Finney *et al.,* 2003). Muitos destes efeitos são reproduzidos em células CD34-KSL (c-Kit+Sca-1+Lin-cells) retroviralmente transduzidas com *Hes1,* sugerindo que esta proteína é responsável pelos efeitos da activação de Notch1 na auto-renovação de HSCs (Kunisato *et al.,* 2003).

1.2.4.3 Regulação do entalhe das decisões sobre o linfófito

A sinalização de notch regula várias decisões de cell-fate na linhagem linfóide. Há fortes evidências de diferentes estudos que a activação do Notch promove a T- enquanto inibe o destino das células B. A eliminação de RBPJк em células hematopoiéticas resulta em maior diferenciação das células B e bloqueio do desenvolvimento das células T (Han *et al.,* 2002). Inversamente, a expressão de Notch1IC em progenitores bloqueia a diferenciação das células B e leva à geração de células T CD4+CD8+ imaturas (Pui *et al.,* 1999). Ainda não é claro se esta decisão de célula B versus célula T é tomada no CLP ou num progenitor precoce de célula T (ETP) recentemente descrito [revisto em (Maillard *et al.,* 2003)]. Notch também está envolvido no compromisso da linhagem aP versus yd TCR (T-cell receptor). A activação Notch1 favorece a escolha da aP desde que a diminuição dos níveis de Notch1 resulta num aumento das células yd (Washburn *et al.,* 1997). Da mesma forma, a inactivação condicional de RBPJк aumenta o número de células yd T (Tanigaki *et al.,* 2004).

Na última fase da diferenciação das células T, a Notch está também envolvida na decisão entre CD4+ e CD8+ de células CD4+ e CD8+ duplamente positivas, uma vez que a expressão da Notch1IC nos timócitos favorece a geração de células CD8+ com uma diminuição correspondente das células T CD4+ (Robey *et al.,* 1996).

1.2.4.4 Notch in myeloid differentiation

Muitos modelos experimentais têm sido utilizados para determinar o papel do Notch na mielopoiese desde as linhas celulares até modelos in vitro. Estudos iniciais com linhas celulares mielóides mostraram que a activação forçada do Notch1 ou Notch2 poderia inibir a diferenciação de uma forma dependente da citocinética (Bigas *et al.*, 1998; Milner *et al.*, 1996), provavelmente através da expressão de Gata 2 (Kumano *et al.*, 2001). Recentemente, foi relatado um resultado semelhante com progenitores KSL co-culturados numa linha de células estromais OP9 expressando Delta 1 (de Pooter *et al.*, 2006). No entanto, vários resultados sugerem que a actividade Notch é principalmente necessária para a diferenciação linfóide T e B in vivo (Radtke *et al.*, 1999).

1.2.4.5 Notch na apoptose

Há cada vez mais provas de que a actividade Notch1 está envolvida na regulação da morte ou apoptose celular programada. Na maioria dos casos, a activação do Notch inibe a apoptose tal como descrita nas células T (Jehn *et al.*, 1999), sarcoma de Kaposi (Curry *et al.*, 2005) e células linfoma de Hodgkin (Jundt *et al.*, 2002), no entanto, e provavelmente à especificidade do contexto celular, há vários exemplos que mostram o Notch como um regulador positivo da apoptose. Nas linhas celulares B-ALL, a activação do Notch induz a apoptose, muito provavelmente através do Hes1 (Zweidler McKay *et al.*, 2005) comparável aos monócitos do sangue periférico humano cultivados na presença de Delta1 ligand imobilizado e M-CSF (Ohishi *et al.*, 2000).

Se o Notch induz apoptose na linhagem eritróide permanece controverso. Na linha celular K562, a Notch inibe a diferenciação eritróide e induz a apoptose, provavelmente através da Hes1, que inibe a actividade GATA1 e a expressão Bcl-XL (Ishiko *et al.*, 2005). Contudo, Notch1 previne a apoptose na linha celular eritroleucémica murina durante a diferenciação induzida pelo HMBA (Jang *et al.*, 2004; Shelly *et al.*, 1999).

1.2.4.6 Notch implicação na ontogenia do sistema hematopoiético

Durante os últimos anos, a função da Notch na hematopoiese embrionária tem sido parcialmente elucidada. Alguns dos trabalhos são o objectivo destes estudos e serão discutidos em pormenor; enquanto este trabalho estava em curso, outros contributos importantes surgiram e foram incluídos nesta secção. A primeira prova in vivo de que a sinalização Notch desempenha um papel fundamental na geração de HSC durante o desenvolvimento embrionário veio de Kumano *et al*, estudando os ratos Notch1 null mice. Utilizando a cultura de explantes P-spants na linha de células do estroma OP9, descobriram que a hematopoiese definitiva é prejudicada nos embriões Notch1-/- devido à falta de HSC. Em contraste, o número de CFC nos sacos do Notch1-/- gema era semelhante ao tipo selvagem, sugerindo que a hematopoiese primitiva é, pelo menos parcialmente, preservada. No entanto, a HSC da Notch1-/- YS não reconstituiu os ratos recém-nascidos mielaborados. Na E9.5 Notch1 embriões nulos apresentam um número semelhante de CD34+c-Kit+ e VE-cadh+CD45- células endoteliais hematopoiéticas tanto na YS como na P-sp, sugerindo que a falta de hematopoiese definitiva se deve ao comprometimento comprometido da HSC a partir de células endoteliais (Kumano *et al.*, 2003). Consistente com esta descoberta, os ratos quiméricos com células ES notch1-deficientes não contribuem para a hematopoiese definitiva a longo prazo (Hadland *et al.*, 2004). Em contraste, a análise dos embriões Notch2-/- indica que o Notch2 é dispensável para a regeneração de células hematopoiéticas (Kumano *et al.*, 2003).

Finalmente, importantes contribuições para o papel do Notch na formação do HSC vieram dos estudos do zebrafish (Danio rerio). Os mutantes da bomba mental apresentam uma hematopoiese primitiva normal, mas prejudicam o desenvolvimento de HSC. Consistente com esta expressão fenótipo c-myb e runx1 perde-se na aorta de mutantes de bombas mentais. Pelo contrário, a expressão transitória do entalhe revelou uma expansão no número de HSC, dependente de Runx1 (Burns *et al.*, 2005). Além disso, Runx1 mas não GATA2 ou Scl foi capaz de reconstituir a geração de progenitores de CFC (células formadoras de colónias), mas não de HSCs em células embrionárias Notch1-null em ratos (Nakagawa *et al.*, 2006). Estes resultados indicam que Runx1 actua a jusante da sinalização de Notch para a emergência de HSC no AGM (aorta-gonad-mesonephros).

1.2.5 Sinalização e doença de entalhes alterados

Foram descritas três doenças congénitas diferentes devido a mutações nos ligandos Notch. As mutações no gene Jagged1 são responsáveis pela síndrome de Alagille, que resulta na geração e função prejudicada de diferentes órgãos como o coração, olhos, fígado e esqueleto (Li *et al.,* 1997). As mutações Delta3 são responsáveis pela espondilocostose, uma doença do desenvolvimento caracterizada pela fusão das costelas e pelo nanismo do tronco (Bulman *et al.,* 2000). Finalmente, as mutações no tipo EGF extracelular

repetições do Notch3 resultam em arteriopatia cerebral autossómica dominante com enfartes subcorticais e leucoencefalopatia (CADSIL), caracterizada por enxaquecas, derrames e demência, apoiando ainda que o Notch está envolvido no desenvolvimento neural (Joutel *et al.,* 1996).

Notch também participa em processos tumorigénicos em diferentes tecidos incluindo glândula mamária, pele, colo do útero e próstata [revista em (Lai, 2004)], cólon (Fernandez-Majada *et al.,* 2007) ou pâncreas (Miyamoto *et al.,* 2003).

1.3 Perturbações hematológicas

O gene humano Notch-1 foi inicialmente identificado numa translocação cromossómica t(7;9)(q34;q34.3) na qual o Notch1 fundido ao TCR-P resultou na activação constitutiva do Notch1 em células T levando à leucemia das células T humanas (Ellisen *et al.,* 1991). Contudo, este rearranjo é um acontecimento raro nas leucemias de células T e as mutações pontuais que ocorrem no domínio da heterodimerização (facilitando abertamente a activação do Notch) ou no domínio da PEST (resultando numa proteína Notch1IC mais estável) foram recentemente descritas em 50% da T-ALL humana (Weng *et al.,* 2004).

Nos últimos anos, alguns relatórios têm sugerido um cruzamento entre o factor de transcrição Ikaros (envolvido no desenvolvimento de células T) e o caminho de sinalização de Notch na tumorigenese de células T. Neste sentido, os ratos homozigotos para uma mutação hipomórfica no gene Ikaros que desenvolvem linfomas tímicos têm maior actividade de Notch e expressão de Hes-1 nos timócitos (Dumortier *et al.*, 2006). Assim, em condições normais, o Ikaros pode estar a reprimir os genes alvo do Notch provavelmente completando com RBPJκ para um consenso semelhante de ligação do ADN.

Nas células B, o vírus Epstein-Barr ou o vírus do herpes associado ao sarcoma Kaposi são conhecidos por activar os genes alvo Notch utilizando proteínas virais que ligam o consenso RBPJκ levando à imortalização e transformação celular [revisto em (Milner e Bigas, 1999)].

1.4 Leucemia aguda

Um laboratório de diagnóstico que efectue a leucemia aguda imunofenotípica deve ser capaz de reconhecer:

a) Leucemias Agudas Bifenotípicas: BAL

b) Leucemias linfoblásticas agudas: TODOS

      b1) Linhagem B : B-I, B-II, B-III, B-IV

      b2) T linhagem : T-I, T-II, T-III, T-IV

c) Leucemias mieloblásticas agudas: AML

      c1) Leucemia Mielóide Aguda Diferenciada Mínima

      c2) Diferenciação granulocítica e monocítica

      c3) Leucemia promielocítica aguda : APL

      c4) Erythroid

      c5) Megacariócitos

d) Neoplasias precursoras de células dendríticas

e) Basófilos, Neoplasias precursoras de mastócitos

1.4.1 Leucemia linfoblástica aguda B

Quadro 1. Grupo Europeu para a Caracterização Imunológica de Leukemias (EGIL) classificação da leucemia linfoblástica aguda da linhagem B (Bene *et al.*, 1995).

	cytCD79a/CD19/CD19/ CD22(cyt ou m)	CD10	cyt-p	mIg

B-I (pró-B)	+	-	-	-
B-II (comum-B)	+	+	-	-
B-III (pré-B)	+	+/-	+	-
B-IV (maduro-B)	+	+/-	+/-	+

Cyt, citoplasmático; CD, cluster de diferenciação; Ig, imunoglobulina; m, membrana

1.5 Células de estroma mesenquimais de medula óssea

Além das células estaminais hematopoiéticas, Friedenstein descobriu que a medula também contém células estromais da medula óssea (Friedenstein *et al.*, 1970). Actualmente, estas células são referidas como células estaminais mesenquimais (CEM), devido à sua capacidade de diferenciação em células da linhagem mesodérmica (Figura 8). Inicialmente, foi estabelecido que estas células podiam diferenciar-se em relação aos osteócitos, condrócitos, adipócitos, e miooblastos (Prockop *et al.*, 1997; Caplan *et al.*, 1994; Lee *et al.*, 2005), da linhagem mesodérmica. No entanto, a literatura mais recente também mostrou diferenciação em relação aos neuronais (Toma *et al.*, 2002), cardíacos (Toma *et al.*, 2002), hepáticos (Weng *et al.*, 2003), endoteliais (Oswald J *et al.*, 2004), pancreáticos (Moriscot *et al.*, 2005), e renais (Chhabra *et al.*, 2009), tipos celulares. A diferenciação em relação aos tipos celulares que não pertencem à linhagem mesodérmica é também descrita como plasticidade de células estaminais. Como ocorre a plasticidade e se é um artefacto de cultura de tecidos ainda está em discussão myoblast (Lakshmipathy *et al.*, 2005; Quesenberry *et al.*, 2005). Os MSC são principalmente enriquecidos a partir da medula óssea. A medula óssea é normalmente colhida sob anestesia local na parte superior da anca, a crista ilíaca. Outras populações de CEM foram encontradas a partir de sangue periférico (Zvaifler *et al.*, 2000) tecido adiposo (Zuk *et al.*, *2005),*
2001) , tecido cutâneo (Chunmeng *et al.*, 2004), timo e baço (Krampera *et al.*, 2007), osso trabecular (Sottile *et al.*, 2002), sangue do cordão umbilical (Erices *et al.*, 2000). e outros sítios (Jiang *et al.*,

2002) . Os MSC podem ser facilmente enriquecidos pela sua capacidade de aderência ao plástico de cultura de tecidos (Luria *et al.*, 1971). Os MSCs não podem ser reconhecidos e seleccionados pela expressão de marcadores específicos. Em vez disso, expressam um padrão complexo de moléculas incluindo CD105, CD90, CD73, CD166, CD44, CD29, CD54, STRO-1 e mostram uma expressão negativa para CD14, CD45 e CD34 (Prockop *et al.*, 1997; Gronthos *et al.*, 1994). Os MSC caracterizam-se pela sua morfologia fibroblástica, unidade formadora de colónias, e multipotência (Friedenstein *et al.*, 1970). Além disso, têm elevadas capacidades de proliferação, até 40 duplicações populacionais e 25 para dadores idosos (Stenderup *et al.*, 2003), o que os torna um candidato interessante para aplicações de engenharia de tecidos e terapia celular.

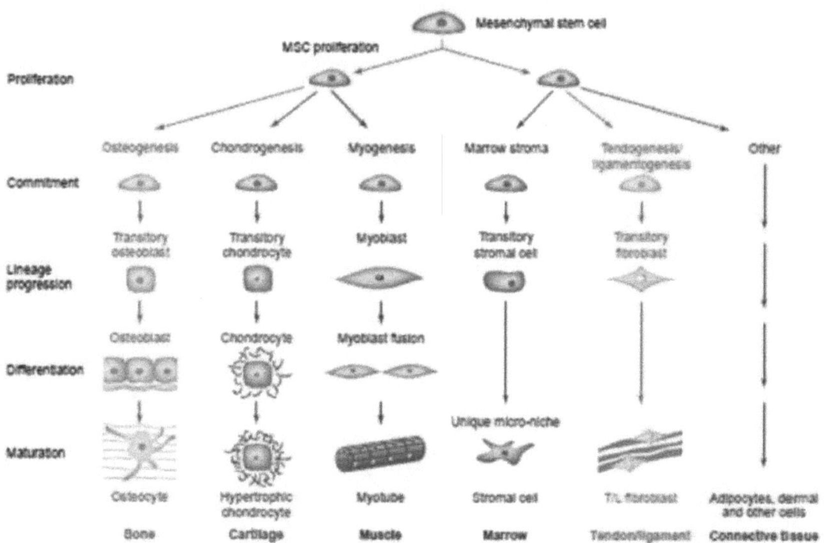

Figura 8. Multipotência de célula estaminal mesenquimal

Este esquema é uma representação simplificada das transições celulares escalonadas dos MSCs para fenótipos diferenciados. Adaptado de Caplan e Bruder, 2001.

1.6 Células B-blastos normais, células de leucemia linfoblástica B-aguda, células do estroma mesenquimatoso da medula óssea e caminho de sinalização de Notch

O desenvolvimento das células B depende da interacção com o microambiente da medula óssea (BM) (Nagasawa *et al.*, 2006; Bertrand *et al.*, 2000). A complexa mistura de factores de crescimento, componentes de matriz extracelular e células estromais fornece sinais extrínsecos que regulam o crescimento, diferenciação e sobrevivência dos precursores normais das células B e células neoplásicas da linhagem B-ALL (Nagasawa *et al.*, 2006; Bertrand *et al.*, 2000). B-ALL is characterized by the clonal expansion of CD19positive, neoplastic B cell precursors at different developmental stages. As integrinas representam um componente essencial do microambiente BM que regula a sobrevivência celular através da interacção com a matriz extracelular (Bertrand *et al.*, 2000). TODOS os explosivos crescem e acumulam-se em estreita associação com as células mesenquimais da medula óssea e este evento é essencial para a sobrevivência a longo prazo e expansão dos linfoblastos leucémicos *in vitro,* como demonstrado claramente por diferentes autores (Umiel *et al.*, 1986; Gluck *et al.*, 1989; Manabe *et al.*, 1992; Makrynikola *et al.*, 1997; Nishigaski et al., 1997; Kumagi *et al.*, 1996).

As células do estroma podem proteger as linhas celulares B-ALL da morte celular induzida por ciarabina e etoposídeos através de um mecanismo dependente do VCAM-1 (Umiel *et al.*, 1986). A activação da caspase-3 por tratamento Ara-C ou VP-16 é reduzida na cocultura de linhagens de linhagens de linhagens de linhagens de linhagens de células B com camadas de células do estroma (Fortney *et al.*, 2001). Por outro lado, a interacção entre VLA-4 em células de explosões de leucemia e fibronectina ou VCAM-1 em células do estroma activa o fosfatidilinossitol 3-quinase (PI3K)/Akt/Bcl-2, uma via importante que determina a quimiossensibilidade B-ALL e contribui para a persistência da doença residual mínima em doentes com B-ALL (Mudry *et al.*, 2000; Astier *et al.*, 2003). As células do estroma da medula óssea derivam de precursores mesodérmicos, denominados células do estroma mesenquimais (CEM), que são células progenitoras não hematopoiéticas multilineares que desempenham um papel fundamental no suporte da hematopoiese linfática e dão origem a diferentes linhagens de células do estroma, incluindo condrócitos, osteoblastos, fibroblastos, adipócitos, células endoteliais e miócitos, como demonstrado *in vitro* e parcialmente *in vivo* (Pittenger *et al.*, 1999; Phinney *et al.*, 2007).

BM-MSCs express Notch ligands Jagged-1/-2 e Delta ligands (Liotta *et al.*, 2008; Calvi *et al.*, 2003) e osteoblastos derivados do MSC regulam o nicho de células estaminais hematopoiéticas utilizando sinalização Jagged- 1/Notch-116. Curiosamente, um dos mecanismos redundantes envolvidos no efeito regulador imunitário dos BM-MSCs baseia-se na interacção entre Jagged-1, expresso por BM-MSCs, e Notch-1, expresso por células do efeito imunitário (Liotta *et al.*, 2008).

A interacção dos receptores Notch com ligandos de membrana das famílias Delta e Jagged, ou seja, Delta-like (DLL)-1/-3/--4, Jagged-1 e -2, é crítica para a sinalização Notch (Artavanis *et al.*, 1999; Radtke *et al.*, 2010). Ligand binding induz a clivagem y-secretase-mediated e translocação do domínio intracelular Notch para o núcleo, onde interage com a proteína RBP-J de ligação ao ADN para induzir a expressão de genes-alvo a jusante, tais como *Hes-1* e *Deltex-1* (Radtke *et al.*, 2010). Jagged-1/-2 e DLL-1, comummente designadas por proteínas Delta/Serrate/LAG-2 (DSL), são ligandos para Notch

1-418-19; Delta-4 pode ligar e activar receptores Notch-1 e -4 (Radtke *et al.*, 2010; Apelqvist *et al.*, 1999; Lobov *et al.*, 2007), enquanto o Delta-3 pode ligar e activar receptores Notch-1 ou similares Notch (Radtke *et al.*, 2010; Apelqvist *et al.*, 1999; Lobov *et al.*, 2007; Loomes *et al.*, 2007).

O sistema de entalhes desempenha um papel essencial na hematopoiese e no desenvolvimento embrionário (Lobov *et al.*, 2007). A desregulação da sinalização Notch está associada a várias perturbações humanas, incluindo o cancro (Lobov *et al.*, 2007), e está envolvida na patogénese da célula T ALL com a Notch envolvendo a translocação t(7;9)(q34;q34.3) (Radtke *et al.*, 2010; Chiaramonte *et al.*, 2005). No entanto, pouco se sabe sobre o papel da sinalização Notch no desenvolvimento de células B-ALL e na interacção de células de leucemia com células do estroma, embora possa induzir paragem do crescimento e apoptose numa vasta gama de linhas de células B neoplásicas derivadas de linfomas de células B e mieloma múltiplo (Zweidler-McKay et al., 2005). Por esta razão, realizámos um estudo *ex-vivo* sobre o papel da sinalização de Notch na sobrevivência dependente do estroma de células B-ALL comuns humanas recolhidas de doentes. Em particular, avaliamos a taxa de apoptose de células B-ALL na presença ou ausência de hBM-MSCs e a contribuição para a sobrevivência das células B-ALL das diferentes moléculas Notch expressas por explosões B-ALL ou hBM-MSCs.

Capítulo 2: OBJECTIVOS

2. Objectivos

Os objectivos deste trabalho eram:

> Avaliar a expressão de todos os receptores Notch e ligandos nas explosões de células do estroma B-ALL e da medula óssea (células do estroma mesenquimais, MSC).

> Avaliar o papel do sistema Notch na sobrevivência das explosões B-ALL em co-cultura com o MSC através do bloqueio completo do Notch pelo inibidor y-secretase.

> Avaliar a contribuição de receptores e ligandos de Notch únicos na sobrevivência de explosões B-ALL em co-cultura com MSC, através do bloqueio selectivo dos diferentes componentes da via Notch.

> Avaliar os genes a jusante do caminho de sinalização de Notch envolvidos neste estudo.

> Avaliar o papel do Notch na resistência química das explosões de B-ALL em contacto directo com as células do estroma.

> Para dissecar que tipo de Células de Estromalos Mesenquimais de Medula Óssea estão envolvidas neste estudo.

Capítulo 3: MATERIAL E MÉTODOS
3. MATERIAIS E MÉTODOS

3-1 Cultura de células e imunofenotipagem

Os MSC humanos foram obtidos a partir de amostras de BM normais colhidas de dadores saudáveis após consentimento informado, semeadas à densidade de 3,1*104 células/cm2, e cultivadas em DMEM com 20% de soro fetal bovino (FBS), 1% de L-glutamina, e penicilina-estreptomicina (Sigma Chemical), a 37°C em 5% de CO_2 e atmosfera humidificada, como descrito anteriormente15[24]. Humanos BM-MSCs na passagem 3 ou 4, apresentando um imunofenótipo mesenquimal homogéneo (incluindo CD105, CD44, CD73, CD146 expressão de marcadores) e potencial de diferenciação multipotente (em linhagens osteoblástica, adipocítica, e condrócita) foram utilizados para as experiências de cocultura15[24].

Foram obtidas amostras de BM para estudos *in vitro*, após consentimento informado de acordo com as directrizes institucionais, de 10 pacientes com B-ALL comum recentemente diagnosticada mostrando uma alta contagem de explosivos (mediana: 89,5%; intervalo: 46-96) (Tabela 1). As células B-ALL foram co-cultivadas com hBM-MSCs na proporção 10/1 durante 3, 7 e 28 dias. Foram feitas experiências com ou sem inibidores ou anticorpos de bloqueio contra moléculas de Notch em placas de 96 poços contendo uma monocamada confluente de hBM-MSCs: [105] células B-ALL foram cultivadas num volume final de 200pl RPMI 1640 meio suplementado com 10% FBS, 1% L-glutamina, e 1% penicilina-estreptomicina, sem ou com [104] hBM-MSCs aderentes. Soluções de reserva de hidrocortisona foram diluídas a concentrações apropriadas com meios de cultura para estudar o papel do Notch na protecção das células leucémicas dos agentes quimioterápicos. As células B-ALL co-cultivadas foram separadas da monocamada de hBM-MSCs por pipetagem cuidadosa com PBS gelada (repetida duas vezes) para evitar o descolamento de hBM-MSCs. Após a recolha de células B-ALL, todos os poços de cultura foram observados no microscópio com uma ampliação de 100x para confirmar a integridade da monocamada hBM-MSCs e a presença de menos de 10 células B-ALL por campo. hBM-MSCs foram então tripsinizados, corados com laranja acridina e contados numa câmara Burker's Chamber usando microscopia de fluorescência. A ausência de contaminação cruzada significativa nas células recolhidas foi confirmada pela avaliação por citometria de fluxo da expressão de CD45, CD19 e CD73 e com base nos parâmetros físicos.

A expressão dos ligandos e receptores Notch nas células B-ALL e hBM-MSCs foi avaliada por citometria de fluxo antes e depois da cocultura. Em resumo, as células B-ALL foram coradas ou com anti-CD19 conjugado com alofocianina ou anti-CD45 conjugado com APC para distinguir as células CD19-positivas e CD45-positivas B-ALL das CD19-negativas e CD45-negativas hBM-MSCs. As células foram então fixadas adicionando 100 pl de reagente Fix & Perm A (Invitrogen) e incubadas durante 15 minutos à temperatura ambiente. As suspensões celulares foram centrifugadas durante 5 minutos a 300-350g, lavadas uma vez em 3 ml de PBS + 0.1% NaN3 + 5% FBS, permeabilizados pela adição de 100 pl de reagente Fix & Perm B e depois rotulados durante 30 minutos a 4°C com Fitoeritrina (PE)-conjugada anti-Jagged-2 (R&D Systems) ou ratos conjugados com PE anti-Inch-1 (BD Biosciências) ou coelhos anti- DLL-1 (R&D Systems) ou ratos monoclonais anti-humanos Bcl-2 oncoprotein/FITC (clone 124 - Dakocytomation; diluição 1:20) ou anticorpos monoclonais anti-humanos VEGFR2 (KDR) (Sistemas I&D) ou anticorpos monoclonais anti-CD127 (IL-7R, Immunotech) conjugados com PE, ou controlos isotópicos. Outras amostras de células foram rotuladas durante 30 min a 4°C com anticorpos policlonais de coelho não conjugados anti-Jagged-1 (28H8) (Biotecnologia de sinalização celular), ou anti-Notch-2 (Lifespan), anti-Notch-3 (Abcam plc), anti-Notch-4/DLL-3 (Santa Cruz Biotecnologia), anti-DLLL-4 (Abcam plc) anticorpos monoclonais, ou controlos primários do isótipo IgG, e depois lavados e rotulados durante 30 minutos a 4°C com o burro IgG-H& policlonal anti-coelho conjugado com PEL-F(ab)2 Fragmento (Abcam plc). Após uma lavagem, todas as amostras foram imediatamente analisadas pelo citómetro de fluxo FACSCalibur utilizando o software Cell Quest. Foram adquiridos pelo menos 10.000 eventos por amostra. A análise dos dados foi realizada utilizando o software FlowJo (TreeStar).

As células B-ALL e hBM-MSCs com moléculas Notch foram expressas usando o software FlowJo como percentagem de células positivas, no caso de distribuição de fluorescência bi-modal, ou como intensidade de fluorescência média (MFI) após a porta electrónica nas células B-ALL ou hBM-MSCs, no caso de distribuição de fluorescência uni-modal. A IFM foi calculada como o valor de intensidade fluorescente média geométrica de hBM-MSCs positivos ou população positiva de células B-ALL expressando moléculas de Notch.

We cultured B-ALL cells for 1 day and hBM-MSCs for 3 days to study their specific relative basal sensitivity to GSI XII (Z-IL-CHO, Calbiochem Novabiochem Corp). After that, we co-cultured B-TODAS as células com hBM-MSC durante 3 dias na proporção de 10/1 e 1/1, na presença de concentrações crescentes de GSI XII. A concentração efectiva em matar 50% das células B-ALL (EC50) derivou das equações que melhor se ajustam à gama linear da curva dose-resposta. GSI XII foi diluído à concentração apropriada em dimetil sulfóxido (DMSO) e armazenado a -20°C com o meio de cultura antes da exposição *in vitro* das células. Todas as amostras de células, incluindo os controlos, foram expostas à mesma concentração de DMSO para eliminar qualquer possível efeito do veículo na viabilidade celular.

GSI XII and neutralizing antibodies were titrated in subsequent experiments to determine the lowest efficient dose for use that resulted in specific Notch inhibition and induction of apoptosis. Specific anti-human neutralizing antibodies directed against Notch-1 and Notch-3 were purchased from Genetex and R&D Systems, respectively, and were used at 10 Lig/ml. concentration; goat antiO anticorpo policlonal humano Notch-4-neutralizante (clone-N17 sem azida de sódio; Biotecnologia de Santa Cruz) foi utilizado a 2 gg/mL e o anti-humano de cabra Jagged-1/-2, DLL-1/-3 e -4 anticorpos neutralizantes (Sistema I&D) a 1 iig/mL de concentração. A eficácia dos ligantes monoclonais ou interleucinas (IL)-6 ou IL-7 em desencadear a sobrevivência de células B-ALL, quer cultivadas isoladamente quer cocultuadas, foi estudada utilizando Jagged-1/-2, DLL-1/-3 e -4 (Sistemas I&D) humanos recombinantes a 1 gg/mL, bem como IL-6 e IL-7 (Sistemas I&D) humanos recombinantes a 10 ng/mL de concentração. A avaliação da percentagem de células B-ALL vivas foi realizada como descrito abaixo.

Quadro 2. Características clínicas dos pacientes

Amostra não.	Estado clínico	Sexo	Idade (anos)	Fonte	% de Explosões BM	Citogenética	Immuno-fenótipo	rearranjo do bcr-abl
1	Diagnóstico	M	42	BM	96%	46 XY	comum B-ALL	Não
2	Diagnóstico	F	56	BM	94%	46 XX	comum B-ALL	Não
3	Diagnóstico	F	36	BM	97%	46 XX	comum B-ALL	Não
4	Diagnóstico	F	46	BM	89%	46 XX	comum B-ALL	Não
5	Diagnóstico	F	55	BM	76%	46 XX	comum B-ALL	Não
6	Diagnóstico	M	39	BM	90%	46 XY	comum B-ALL	Não
7	Diagnóstico	M	71	BM	69%	46 XY	comum B-ALL	Não
8	Diagnóstico	F	63	BM	93%	46 XX	comum B-ALL	Não
9	Diagnóstico	M	57	BM	79%	46 XY	comum B-ALL	Não
10	Diagnóstico	M	53	BM	71%	46 XY	comum B-ALL	Não

Abreviaturas: BM, medula óssea; M, macho; F, fêmea

3-2 Análise de apoptose, ciclo celular, proliferação celular

A taxa apoptótica de células B-ALL foi avaliada utilizando o fluxo citométrico 7-Aminoactinomicina D

(7-AAD)/FITC-Annexin V método de ligação. As células B-ALL foram lavadas duas vezes com PBS e depois coradas com anti-CD19 conjugado com APC ou controlo apropriado do isótipo (anticorpo IgG1). As células foram ressuspendidas em tampão de ligação [10 mmol/L HEPES/NaOH (pH 7,4),

140mmol/L NaCl, 25mmol/L CaCl2; todas de Sigma-Aldrich, St. Louis, MO], e o anexo V conjugado com FITC (biotecnologia Miltenyi) foi adicionado à concentração final de 1 pg/mL. A integridade das membranas foi avaliada por coloração 7-AAD (Miltenyi biotecnologia). A mistura foi incubada à temperatura ambiente durante 15 min na escuridão seguida de citometria de fluxo num citómetro de fluxo FACSCalibur (BD Biosciences) utilizando o software CellQuest (BD Biosciences) para aquisição e análise de dados. A proliferação celular foi avaliada por citometria de fluxo após coloração de éster succinimidílico de carboxifluoresceína (CFSE)(invitrogénio). Resumidamente, as células B-ALL humanas foram lavadas duas vezes com PBS, coradas com CFSE e incubadas 5 minutos em gelo e 4 minutos à temperatura ambiente em 1% de albumina de soro bovino (BSA). As células B-ALL foram granuladas por centrifugação e lavadas três vezes com meio fresco. Em seguida, as células B-ALL foram colhidas e coradas com anticorpos anti-CD19. Após lavagem, as amostras foram imediatamente analisadas num citómetro de fluxo FACSCalibur. A distribuição do ciclo celular foi determinada por citometria de fluxo após coloração com iodeto de propidio. Em resumo, as células B-ALL humanas foram lavadas duas vezes com PBS, fixadas em etanol 70% gelado (em água) e coradas com uma solução de iodeto de propidio [25 pg/mL de iodeto de propidio, 180 unidades/mL de RNase, 0,15% de Triton X-100, e 30 mg/mL de polietilenoglicol em tampão citrato de 4 mmol/L (pH 7,8); todos os reagentes de Sigma-Aldrich]. O conteúdo de ADN foi determinado utilizando um citómetro de fluxo FACSCalibur e o programa informático ModFit (Verity Software House) utilizado para a análise do ciclo celular. As células com um sub-G0G1, S e G2M foram consideradas como viáveis. As células viáveis B-ALL (Anexo em V- /7-AAD-) foram indicadas como células do quadrante inferior esquerdo.

3-3 Medição da actividade de caspase

A actividade da Caspase foi medida utilizando o kit de detecção de Apoptose Activa Caspase-3 PE (BD Biosciências), modificando ligeiramente o protocolo do fabricante. Em resumo, [106] células foram recolhidas e colocadas num tubo de poliestireno de 12 x 75 mm2. As células foram granuladas por centrifugação e rotuladas com 20 pl de PE Active Caspase-3. Antes da análise da citometria de fluxo, as células foram lavadas em 1,0 ml de tampão BD Perm/Wash™ (1X) e ressuspendidas em 0,5 ml de tampão BD Perm/Wash™ (1X).

3-4 Morfologia

Os hBM-MSC aderentes foram cultivados com concentrações crescentes de GSI-XII, corados com corante May- Grunwald-Giemsa (Sigma-Aldrich) e observados sob microscopia de luz para avaliar alterações morfológicas com uma ampliação de 100x.

3-5 Coloração por imunofluorescência

Os hBM-MSC foram lavados em PBS, fixados com paraformaldeído a 4% durante 10 minutos à temperatura ambiente, permeabilizados com 0,1% de Triton X-100 durante 15 minutos, e enxaguados com PBS durante 10 minutos. As células B-ALL foram fixadas com 1 ml de uma mistura de 25% de ácido de acetato glacial e 75% de metanol durante 10 minutos, transferidas em frascos e lavadas a 300 g durante 5 minutos. 1 ml de uma mistura de 50% de ácido de acetato glacial e 50% de água destilada foi adicionado ao pellet e 18pl da suspensão celular foram colocados em lâminas de Revestimento de Poli-L Lisina e secos ao ar durante pelo menos 1 hora. As células B-ALL foram permeabilizadas com 0,1% de Triton X-100 durante 15 minutos e lavadas com PBS durante 10 minutos. Em seguida, as células foram bloqueadas com 5% de soro de cabra em PBS durante 30 min e incubadas com anti Jagged-1 (domínio intracelular) (Biotecnologia de Sinalização Celular) e Notch-1 (domínio extracelular) (Abcam) anticorpos (1/100) durante a noite a 4°C. Os anticorpos em excesso foram removidos por lavagem PBS. As células foram então incubadas com anticorpos secundários, ou FITC-rotulado IgG anti-rato ou Dsred (Cy3)-rotulado IgG anti-coelho (Jackson Labs) durante 30 minutos a 37°C. Finalmente, as células foram lavadas com PBS, montadas em lâminas e analisadas ao microscópio.

3-6 Análise de manchas ocidentais

50 pg de cada amostra de proteína foram carregados em géis de 8% SDS-PAGE para separação seguida de transferência para as membranas de nitrocelulose pura Trans-Blot® (0,2 pm, Bio-Rad). As membranas foram bloqueadas com 5% de leite desnatado em TBS-T (0,1% Tween-20 em tampão Tris-HCl de 100 mM (pH 7,4) à temperatura ambiente durante uma hora e sondadas durante a noite a 4°C com uma solução de anticorpos primários. Anticorpo policlonal de coelho anti-Hesl (EPR4226; Epitomic) e anticorpo anti-Bcl-2 (C 21; Biotecnologia de Santa Cruz) foram utilizados para a detecção de Hes-1 ou Bcl-2, respectivamente. Após lavagem com TBS- T quatro vezes 10 minutos, as membranas foram incubadas com peróxido de rábano conjugado com coelho (Jackson

ImmunoResearch Laboratories, 1:15,000) solução de anticorpos secundários a 4°C durante três horas. Após quatro lavagens com TBS-T, as membranas foram incubadas com SuperSignal West Pico Chemiluminescent Substrate (Pierce), expostas ao filme Fuji e desenvolvidas para visualizar o sinal proteico.

3-7 Reacção quantitativa em cadeia da polimerase (qRT-PCR)

O RNA total foi isolado de células com TRIzol (Invitrogénio) e retro-indicado com o Kit de Transcrição Inversa de Alta Capacidade cDNA (Applied Biosystems), como sugerido pelos fabricantes. O QRT-PCR foi realizado em 10 pl de volume total, contendo 10 ng de cDNA e 400 nM de cada primer em 1x Power SYBR Green I Master Mix (Applied Biosystems) ou 1/20 TaqMan sonda em 1x TaqMan Universal PCR Master Mix (Applied Biosystems). Após uma desnaturação inicial de 10 minutos a 95°C, foram realizados 40 ciclos de PCR (15 s 95°C e 1 min 60°C) no instrumento ABI PRISM 7900HT SDS (Applied Biosystems). Os iniciadores para a frente (f) e para trás (r) utilizados em qRT-PCR foram os abaixo indicados:

ACTB (actin, beta) f-CGCGAGAAGATGACCCAGAT, r-GTCACCGGGAGTCCATCACG;

RUNX2 (run related transcription factor 2) f-TTATTCTGCTGCTGAGCTCCGGAA, r-AACTCTTGCCTCGTCCCCACTCC;

ALPL (fosfatase alcalina) f-TTCTTGCTGCTGGTGGAAGGGG, r-TCAGAGTGTGCTTCCGGGGT;

IBSP (integrin binding sialoprotein) f-TGGGCTATGGAGGAGGACGC, r-CCCCAGCCTTCTTGGGGAA;

BGLAP (proteína gama-carboxi glutamato ósseo) f-GGTGCAGCCTTTGTGTCCA, r-GGCTCCCAGCCATTGATACA;

SPP1 (fosfoproteína segregada 1) f-GGCCGAGGTGATAGTGTGGTT, r-AGCATCAGGGTACTGGATGTCA;

TNFRSF11B (superfamília receptora do factor de necrose tumoral, membro 11b) f-CGTCAAGCAGGAGTGCAATC, r-GGGGTTCCAGCTTGCACCA;

ACAN (AGC1, aggrecan) f-GCGAGGACTGTAACATAGACCAGGG,

r-CCGGGGAAGTGGGCGGTAAC;

COL2A1 f-ACGATCCCCTCTGGGGTCC, r-AGGGATGTCCGACCCAAAGG;

COL9A1 (colagénio, tipo IX, alfa 1) f-GCTGGTGAAAGGGGTAGCACAG,

r-TCCTAATTCTCCTCTCCTACTGCCAGGGG;

VCAM1 f-GCAGGCTGTAAAAGAAGAATTGCAA, r-GGTAGACCCCCTCGCTGGAACA;

VIM (Vimentin) f-TCCAAGTTTGCTGCTGACCTCTCTG, r-CAGTGGGACTCCTGCTTTGCC;

ACTA2 (actina, alfa 2, músculo liso) f-TGTATGTGGCTATCCAGGGG,

r-AGAGAGTCCAGCACGATGCCAG;

CNN1(Calponin 1, básico, músculo liso) f- CACGACATTTTGAGGCCAA,
r-TTTCTTTTCGTCTTCGCCAT;

ANGPT1 (angiopoietina I) f-CAGAGCAGCCTGATCTTACACG,

r-GGCCACACAAGCATCAAACCACCAC;

FLT1(fms related tyrosine kinase I) f-TCGCCGGAAGTTGTGGTTA,

r-AGCGAGCAGATTTCTCAGTCG.

CDH5 (cadherin 5 tipo 2) f-GGCCAGGTATGAGATCGTGGG,

r-TTGGGTCTGGGGTGAAGAAGGGG;

PECAM1 (molécula de adesão de células plaquetárias/endoteliais)

f-AGGGTGAAGGTGATAGCCCCCC, r-TTCACAGCACATTGCAGCAC;

MCAM (moléculas de adesão de células melanoma) f- TGAGGAGGTCGCTACCTGTGTAG,

r-GACCCGGTTCTTCTCCTCCTTCCTTT.

As sondas TaqMan foram as seguintes: Hs00173425_m1 para *LPL (lipoproteína lipase)*;

Hs00609791_m1 para *FABP4* (proteína de ligação de ácidos gordos 4); Hs00234592_m1 para *PPARG*

(receptor gamma activado pelo proliferador peroxysome). Cada amostra foi avaliada em triplicado e, no

final de cada execução, a especificidade dos produtos PCR foi verificada através da análise da curva de fusão. O nível de expressão dos genes foi calculado por quantificação relativa utilizando o nível de transcrição *ACTB* como referência endógena. Os dados de expressão foram analisados seguindo o método comparativo indicado no Boletim do Utilizador #2 (Applied Biosystems).

3-8 Análise estatística

A análise estatística foi realizada utilizando o *teste t* independente *de* Student para comparar dois grupos e a ANOVA unidireccional para comparar múltiplos grupos com o teste de Holm-Sidak utilizado para comparação interna entre múltiplos grupos. Os valores de $P < 0,05$ foram considerados estatisticamente significativos. Os resultados foram expressos como a média ± desvio padrão (SD) de dez experiências independentes de diferentes doadores humanos B-ALL. Todos os cálculos estatísticos foram efectuados utilizando STATA, Versão 10.0 (StataCorp).

Capítulo 4: RESULTADOS

4. Resultados

4.1 Expressão de receptores Notch e ligandos em células B-ALL e hBM-MSCs tanto em cultura como em condições de co-cultura

Perguntamos primeiro se as células B-ALL comuns humanas (CD22+, citoplasma-CD79a $^+$, CD10+, CD19+, citoplasma-p-,) expressed Notch molecules as assessed by flow cytometry. Freshly isolated Bcélulas IgM-ALL) expressed Notch molecules as assessed by flow cytometry. Freshly isolated B- (100% células) expressed Notch molecules as assessed by flow cytometry. Freshly isolated B- CD19+CD45+) expressavam um nível elevado de todos os receptores Notch e ligandos, excepto Jagged-1, que estava presente a um nível baixo. Por outro lado, os hBM-MSCs (100% de células CD73+CD45-) expressaram níveis Notch-1/-2 e -3 (**Figura 10**), e níveis moderados de ligandos Notch (**Figura 11**).

Após a co-cultura de células B-ALL e hBM-MSCs (durante 3 ou 7 dias), observámos Notch-1/-3 e - 4 up-regulation por células B-ALL, e up-regulation de Notch-3 e -4 por hBM-MSCs (**Tabela 3, Figura**

10). Em contraste, o Notch-2, embora expresso em estado basal por células B-ALL e hBM- MSCs, foi desregulado e tornou-se indetectável a partir do terceiro dia em ambos os tipos de células (**Tabela 3, Figura 10**). A expressão notch-1 por hBM-MSCs em cultura foi semelhante à observada durante a cocultura (**Tabela 3, Figura 10**). Analisámos então a expressão dos ligandos Notch por ambos os tipos de células após experiências de cultura e de co-cultura. O Jagged-1 foi acentuadamente aumentado em células B-ALL mas não em hBM-MSCs após co-cultura durante 3 dias (MFI = 52,4 ± 5,4 após co-cultura *vs* 32,7 ± 2,2 apenas por células B-ALL; P<0,01) e 7 dias (MFI = 28,4 ± 3,9 vs *19,0* ± 1,6; P<0,05) (Tabela **3,** Figura **11cultura**). We did not observe any Jagged-2 expression by hBM-MSCs during the co. A expressão de Jagged-2, DLL-3 e -4 por células B-ALL não mudou significativamente pela cocultura, ao passo que a expressão de DLL-1 foi aumentada em células B-ALL a partir do dia 7 (**Tabela 3, Figura 11**). A expressão Jagged-1/-2 e DLL-1 por hBM-MSCs estava abaixo do limite de detecção quer em condições basais quer após a co-cultura. A expressão de DLL-3 e -4 não mudou nos hBM-MSCs em ambas as condições de cultura (**Tabela 3, Figura 11**).

O padrão de expressão das moléculas Notch tanto em células B-ALL como em hBM-MSCs foi

confirmado através da utilização de microscopia de imunofluorescência (dados não mostrados).

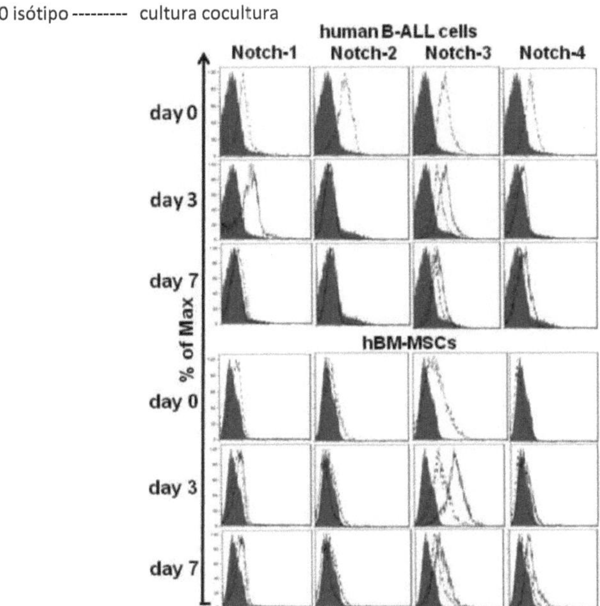

Figura 10. Caso representativo de expressão de receptores Notch por células B-ALL e hBM-MSCs, com ou

sem cocultura durante 3 e 7 dias, depois de uma análise citométrica de fluxo bicolor em células CD19+ B-ALL

ou CD45- hBM- MSCs. Os histogramas preenchidos indicam a coloração com IgG humana de controlo.

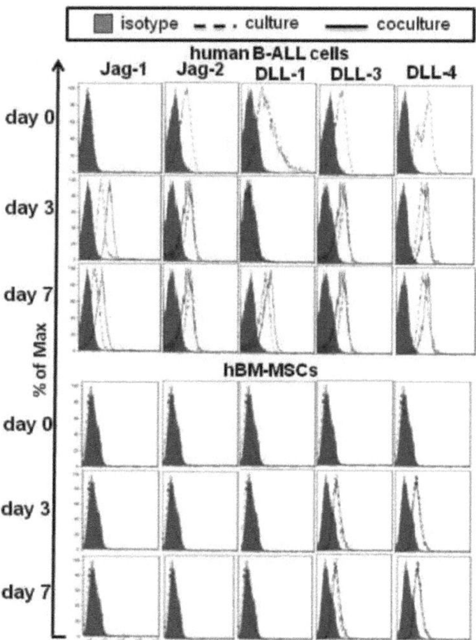

Figura 11. Caso representativo da expressão dos ligandos Notch por células B-ALL e hBM- MSCs, com ou sem cocultura durante 3 e 7 dias, após a alimentação electrónica em células CD19+ B-ALL ou CD45- hBM-MSCs em análise citométrica de fluxo bicolor. Os histogramas preenchidos indicam a coloração com IgG humana de controlo. DLL: ligando tipo Delta, Jag: Ligando Jagged.

Quadro 3. Expressão dos receptores Notch e ligandos por células B-ALL humanas e hBM-MSCs em diferentes condições de cultura

	Jagged-1		Jagged-2		DLL-1		DLL-3		DLL-4	
	dia 3	dia 7	dia 3	dia 7	dia 3	dia 7	dia 3	dia 7	dia 3	dia 7
Células B-ALL										
Sozinho	32.7 ± 2.2	19.0 ± 1.6	31.4 ± 9.0	26.6 ± 8.1	0.2 ± 0.0	26.9 ± 2.6	34.0 ± 5.7	32.1 ± 4.9	45.0 ± 2.0	47.7 ± 3.1
Cocultura	52.4 ± 5.4	28.4 ± 3.9	36.0 ± 5.4	29.8 ± 4.0	0.6 ± 0.2	39.8 ± 4.1	38.4 ± 6.9	36.3 ± 3.8	49.4 ± 5.8	48.4 ± 1.5
Teste t do estudante	$P < 0.01$	$P < 0.05$	NS	NS	NS	$P < 0.01$	NS	NS	NS	NS
hBM-MSCs										
Sozinho	0.7 ± 0.1	0.9 ± 0.0	1.2 ± 0.3	1.6 ± 1.7	0.3 ± 0.0	0.4 ± 0.0	31.8 ± 0.3	32.4 ± 0.5	7.1 ± 1.4	6.5 ± 2.3
Cocultura	1.3 ± 0.4	1.6 ± 0.7	1.9 ± 0.5	1.1 ± 1.4	0.5 ± 0.0	0.3 ± 0.0	34.3 ± 0.1	35.6 ± 0.8	7.9 ± 1.9	8.6 ± 1.7
Teste t do estudante	NS	NS	NS	NS	NS	NS	NS	NS	NS	NS

	Notch-1		Notch-2		Notch-3		Notch-4	
	dia 3	dia 7	dia 3	dia 7	dia 3	dia 7	dia 3	dia 7
Células B-ALL								
Sozinho	1.5 ± 0.6	1.9 ± 0.2	0.9 ± 0.1	0.2 ± 0.0	24.8 ± 0.6	17.5 ± 0.2	4.9 ± 2.1	1.7 ± 0.9
Cocultura	28.3 ± 2.8	1.1 ± 0.4	0.4 ± 0.0	0.7 ± 0.5	35.3 ± 2.2	27.2 ± 3.3	9.6 ± 1.8	6.6 ± 2.5
Teste t do estudante	$P < 0.001$	NS	NS	NS	$P < 0.05$	$P < 0.05$	$P < 0.05$	$P < 0.05$
hBM-MSCs								
Sozinho	7.2 ± 0.2	6.5 ± 0.7	0.7 ± 0.1	0.5 ± 0.1	30.6 ± 5.3	26.3 ± 1.7	1.6 ± 0.2	3.1 ± 0.7
Cocultura	8.9 ± 0.7	8.1 ± 0.4	0.5 ± 0.0	0.4 ± 0.0	51.3 ± 2.2	37.2 ± 5.7	8.0 ± 4.1	9.1 ± 3.6
Teste t do estudante	NS	NS	NS	NS	$P < 0.01$	$P < 0.05$	$P < 0.05$	$P < 0.05$

Legenda: valores médios + SD de Intensidade Média de Fluorescência (MFI) (n=10); DLL: ligando tipo Delta. NS= Não significativo. Os resultados foram expressos como média dos valores de intensidade fluorescente média geométrica (IFM) da população hBM-MSC (CD73+CD45-) ou célula B-ALL (CD19+CD45+) expressando ligandos de Notch e receptores.

4.2 Os **efeitos da inibição da via de Notch na célula B-ALL e funções hBM-MSC A**
curva dose-resposta mostrando os efeitos do aumento das concentrações de GSI XII nas células
B-ALL cultivadas durante 24 horas são mostrados na **Figura 12.** Nas nossas amostras primárias de
células B-ALL, foi observada uma baixa percentagem de apoptose espontânea (% CD19+ em células
V+: 11,6 ± 2,3% às 24 horas). Assim, calculámos a percentagem de apoptose induzida por GSI XII,
com a seguinte fórmula: [teste (apoptose induzida por inibidor) - controlo (apoptose espontânea)] x
100 / (100 - controlo) (Tabe *et al.,* 2007). Verificámos que existe um limiar a partir do qual o
tratamento com concentrações crescentes do GSI XII começa a diminuir a viabilidade das células
B-ALL (**Figura 12**).

Curiosamente, observámos que o GSI XII diminuiu drasticamente a sobrevivência das células B-ALL
em concentrações superiores a 12,5 pM e não teve efeito significativo em concentrações mais baixas;
a concentração efectiva (EC50) foi de 13,9 pM (**Figura 12**).

Observámos que com uma concentração até 20,0 pM durante 3 dias, o GSI XII não induziu apoptose
nem favoreceu alterações morfológicas de hBM-MSCs. Pelo contrário, células apoptóticas
(condensação nuclear e corpos apoptóticos), bem como alterações morfológicas claras foram
observadas em hBM-MSCs tratadas com GSI XII a 40,0 pM (**Figura 13**).

To confirm these results, we studied the viability of hBM-MSCs by using flow cytometry with anti-
organismos dirigidos contra a Caspase-3 activa após 3 dias de cultura em presença de concentrações
crescentes de GSI XII. Como mostrado nas **Figuras 14A e 14B, a** expressão activa da Caspase-3 não
foi induzida em hBM-MSC até concentrações de GSI XII de 15.0 pM. Dado que a activação da
Caspase-3 é uma marca da apoptose mediada pelo receptor da morte, os nossos resultados apoiam a
hipótese de que a inibição de vias de sinalização com inibidores de pequenas moléculas pode
promover a apoptose mediada pelo receptor da morte, como foi demonstrado com a inibição de
proteínas de choque térmico (Creagh *et al.,* 2000).

Contudo, as concentrações de GSI XII inferiores a 12,5 pM não afectaram a sobrevivência nem da
célula B-ALL nem da BM-MSC. Além disso, cultivámos hBM-MSCs com concentrações crescentes

de GSI XII durante 3 dias e avaliámos a citometria de fluxo de expressão do marcador mesenquimal.

Observámos que os GSI fizeram

não afectar significativamente o imunofenótipo mesenquimal em concentrações até 40,0 pM e que

hBM-MSCs exibindo marcadores activos Caspase-3 normalmente expressos em hBM-MSCs
(**Figura 15**).

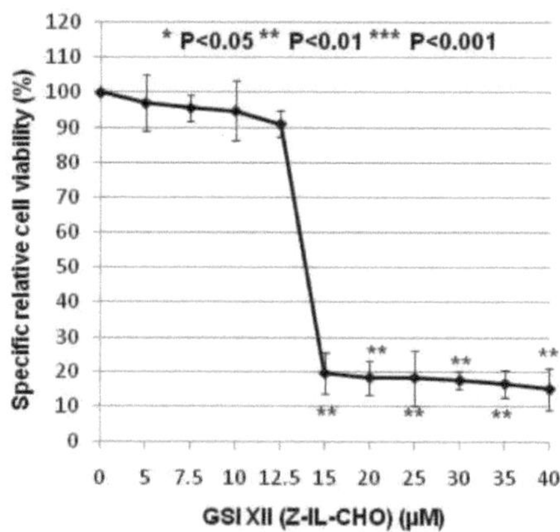

Figura 12. A viabilidade celular relativa específica (%) Células B-ALL cultivadas isoladamente com concentrações crescentes do GSI XII. Após 1 dia, a viabilidade foi examinada utilizando uma análise de citometria de fluxo da percentagem de células B-ALL humanas vivas específicas (Anexo em V-/**7-AAD-**) (quadrante inferior esquerdo). A percentagem de apoptose específica foi calculada de acordo com a seguinte fórmula [teste (apoptose induzida por inibidor) - controlo (apoptose espontânea)] x 100 / (100 - controlo). A análise estatística foi realizada utilizando ANOVA unidireccional, teste de Holm-Sidak, * P < 0,05, ** P < 0,01, *** P < 0,001 foram considerados significativamente diferentes do controlo. Os dados foram representados como a média ± SD de dez experiências independentes.

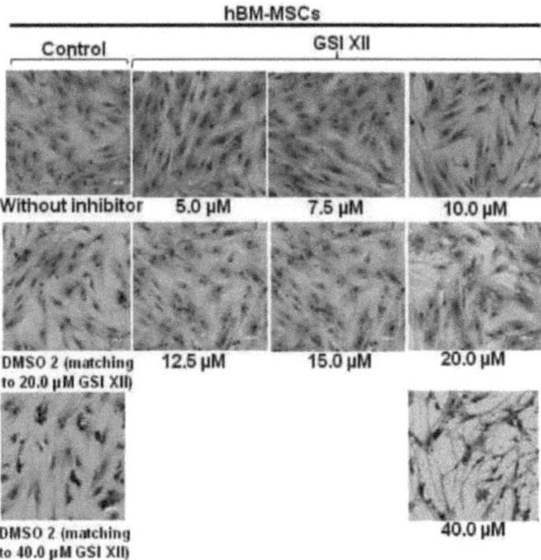

Figura 13. Efeito do GSI XII na morfologia dos hBM-MSCs. hBM-MSCs foram cultivados sem ou com concentrações crescentes de GSI XII durante 3 dias. Os hBM-MSCs aderentes foram corados com corante May-Grunwald-Giemsa e observados sob um microscópio de luz (ampliação original *100).

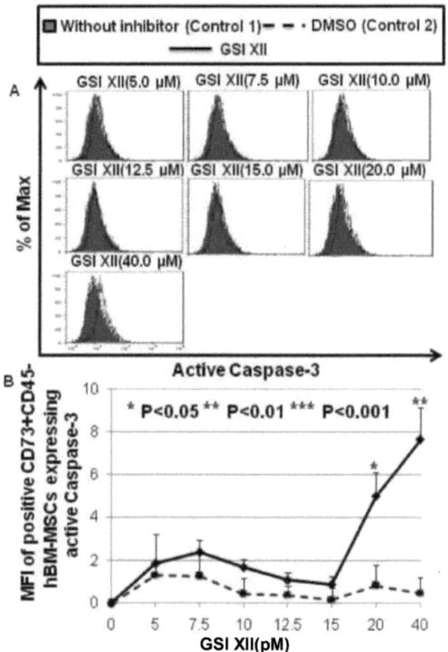

Figura 14. Caso representativo da expressão activa Caspase-3 em positivo CD73+CD45- hBM-MSCs cultivados sem ou com concentrações crescentes de GSI XII durante 3 dias (A). Intensidade de fluorescência média (IFM) de CD73+CD45- hBM-MSC positivo expressando Caspase-3 activa após cultura durante 3 dias sem ou com concentrações crescentes de GSI XII (B). DMSO. A análise estatística foi feita utilizando o teste t independente de Student, * P < 0,05, ** P < 0,01, *** P < 0,001 foram considerados estatisticamente significativos. Os dados foram representados como média ± SD de dez experiências independentes.

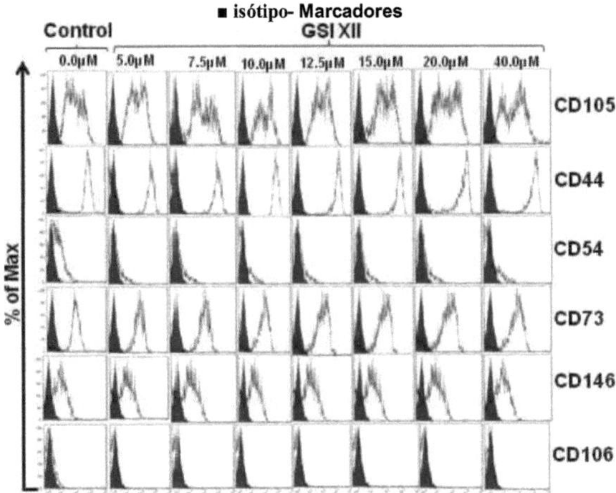

Figura 15. Efeito do GSI XII na expressão do marcador hBM-MSC. Os hBM-MSC foram cultivados durante 3 dias sem ou com concentrações crescentes de GSI XII. Os hBM-MSC aderentes foram corados com PE conjugado anti-humano CD105, CD44, CD54, CD73, CD146, CD106 e a sua expressão foi avaliada após a análise citométrica de fluxo bicolor no APC-CD45- hBM-MSC. Os histogramas preenchidos indicam a coloração com IgG humana de controlo.

4.3 Efeitos do GSI XII na sobrevivência das células B-ALL induzida pelo hBM-MSC

Observámos que as células B-ALL cultivadas sozinhas sofreram apoptose (células vivas no 3º dia: 46,3±3,9%; no 7º dia: 15,5±2,1%; no 28º dia: 5,1±1,4%). A co-cultura de células B-ALL com hBM-MSCs aumentou significativamente o número de células B-ALL sobreviventes ao mesmo tempo (no dia 3: 70,2±4,1%; no dia 7: 57,6±3,2%; no dia 28: 30,7±3,0%, P<0,001) (**Figura 16A**).

GSI XII had no specific detectable cytotoxic effects on B-ALL cells either cultured alone or co-cultivados durante 3 dias com hBM-MSCs a 10/1 e 1/1 em baixas concentrações. O GSI XII foi capaz de inibir a apoptose específica a concentrações inferiores a 2,0 pM (relação 10/1) e 8,8 pM (relação 1/1). Contudo, concentrações mais elevadas de GSI XII promoveram a apoptose específica de células B-ALL em ambas as condições de cultura (**Figuras 16B e 16C**).

Observámos que o GSI XII a 10,0 pM (inferior a EC50) promoveu dramaticamente a apoptose das células B-ALL quando co-cultivadas com hBM-MSCs tanto na proporção de 10/1 como 1/1. Em particular, na razão 10/1 as células vivas em geral eram 39,3 ± 4,2% com inibidor *vs* 70,2 ± 4,1% sem inibidor aos 3 dias; P < 0,001; na razão 1/1, 37,5 ± 6,7% vs *59*,3 ± 8,2% sem inibidor aos 3 dias; na razão 1/1; P < 0,01. Além disso, o bloqueio da sinalização de Notch pelo GSI XII a 10,0 pM promoveu a apoptose de células B-ALL cultivadas sozinhas. De facto, o total de células vivas era de 12,5 ± 5,2% *vs* 46,3 ± 3,9% sem inibidor aos 3 dias; à concentração de [105] células; P < 0,001. Da mesma forma, eram 11,2 ± 6,7% *vs* 33,3 ± 8,2% sem inibidor aos 3 dias; [104] concentração de células; P < 0,01). Assim, as interacções recíprocas entre células B-ALL através da sinalização Notch desempenham um papel importante na sobrevivência das células.

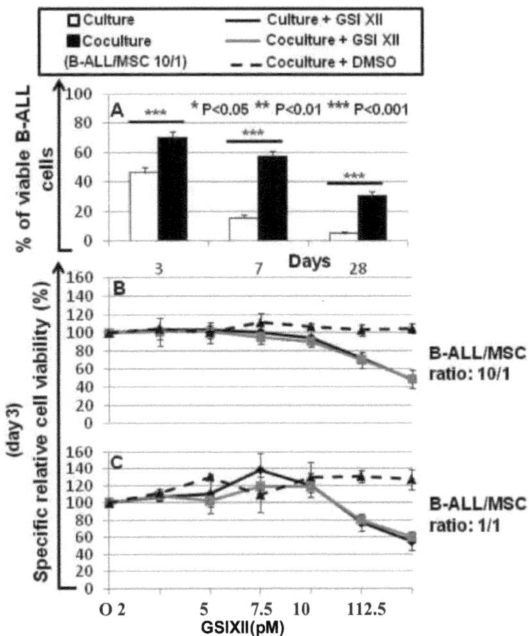

Figura 16. Análise por citometria de fluxo da percentagem de A) células B-ALL de sobrevivência cultivadas isoladamente ou cocultadas com hBM-MSCs na proporção 10/1 durante 3, 7 e 28 dias. B) e C) viabilidade celular relativa específica (%) de células B-ALL cultivadas na presença de concentrações crescentes de GSI XII na razão 10/1 e 1/1 durante 3 dias. A percentagem de apoptose específica foi calculada de acordo com a seguinte fórmula [teste (apoptose induzida por inibidores) - controlo (apoptose espontânea)] x 100 / (100 - controlo). A análise estatística foi realizada utilizando o teste t independente de Student (A) ou ANOVA unidireccional, teste de Holm-Sidak (B e C), * P < 0,05, ** P < 0,01, *** P < 0,001 foram considerados estatisticamente significativos. Os dados foram representados como a média ± SD de dez experiências independentes.

4.4 Notch-3 e Notch-4 estão envolvidos no hBM-MSC - sobrevivência induzida de B-

TODAS as células

Para compreender melhor o papel de cada molécula Notch na sobrevivência das células B-ALL após a co-cultura com hBM-MSCs, primeiro adicionámos anticorpos de bloqueio contra moléculas Notch às células B-ALL ou hBM-MSCs antes da sua mistura na co-cultura. Um aumento dramático da taxa apoptótica foi alcançado bloqueando cada um dos receptores de Notch expressos (Notch-1,-3 e -4) tanto na cultura como na co-cultura de células B-ALL (**Figura 17, Tabela 4Notch-4**). However, Notch-3 and -4 appeared to be mostly involved in hBM-MSC-induced B-ALL survival as well as in the survival of B-ALL cells cultured alone. In fact, the percentage of overall live B-ALL cells at 3 days following co-culture with blocking antibodies was 50.9 ± 6.3% with anti-Notch-3, 29.4 ± 13.0% with anti, 36,0 ± 6,2% com anti-Notch-3 e -4 e 35,1 ± 6,8% com anti-Notch-1,-3 e -4, *versus* 70,2 ± 4,1% com o controlo isotípico (P<0,001) (**Figura 17, Tabela 4).** Pelo contrário, o bloqueio Notch-1 do Notch-1 teve pouco efeito na sobrevivência das células B-ALL, tanto em cultura isolada como em co-cultura (**Figura 17, Tabela 4**).

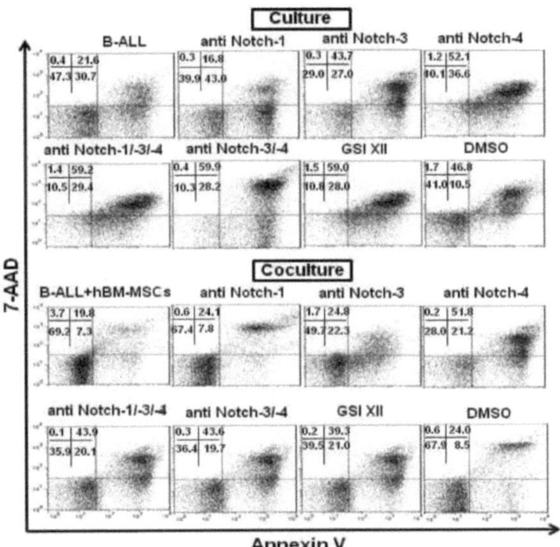

Figura 17. Exemplos de análise de citometria de fluxo da percentagem de células B-ALL viáveis cultivadas isoladamente e cocultadas com hBM-MSCs (proporção 10:1) na ausência ou na presença de anticorpos anti-Notch- 1/-3 e -4 e GSI XII durante 3 dias.

Quadro 4. Efeitos dos receptores Notch e do bloqueio de Ligands na sobrevivência das células B-ALL

Tratamento	B-ALL em Cocultura (% de células vivas)	B-ALL Sozinho (% de células vivas)
Nenhum tratamento	70.2 (4.1)	46.3 (3.9) ***
Anti-Notch-1	64.6 (3.5)*	43.0 (5.3)
Anti-Notch-3	50.9 (6.3) ***	26.0 (6.4)***
Anti-Notch-4	29.4 (13.0)***	15.4 (5.3)***
Anti-Notch-1/-3/-4	35.1 (6.8)***	11.8 (2.6)***
Anti-Notch-3/-4	36.0 (6.2)***	11.3 (3.0)***
Anti-Jagged-1	46.7 (5.4) ***	26.6 (1.8) ***
Anti-Jagged-2	49.7 (4.7) ***	32.5 (3.4) ***
Anti-DLL-1	45.5 (8.2) ***	22.1 (4.7) ***
Anti-DLL-3	65.4 (4.9)	42.5 (2.9)
Anti-DLL-4	63.5 (6.8)	41.1 (3.2)
Anti-Jagged-1/-2,DLL-1	36.3 (3.6)***	12.7 (1.8) ***
Anti-Jagged-1/-2,DLL-1/-3	38.2 (3.0)***	12.2 (1.3) ***
Anti-Jagged-1/-2,DLL-1/-4	34.4 (5.4) ***	12.8 (1.6) ***
Anti-Jagged-1/-2,DLL-1/-3/-4	36.8 (6.4) ***	11.5 (2.1) ***
Anti-DLL-3/-4	61.7 (5.1)	43.9 (3.5)
GSI XII	39.3 (4.2)***	12.5 (5.2)***
DMSO	65.9 (7.9)	42.2 (2.7)

Legenda: os valores são percentagens de células B-ALL humanas vivas globais (média ± SD de dez experiências independentes); DLL: ligando tipo Delta. Anti-: anticorpo de bloqueio; *P <0,05, **P <0,01, ***P <0,001 (análise estatística por ANOVA unidireccional, teste de Holm-Sidak). DMSO é o controlo de veículos para GSI XII, 10pM.

4.5 Jagged-1, Jagged-2 e DLL-1 estão envolvidos na sobrevivência induzida pelo hBM-MSC das células B-ALL

Ao bloquear quer Jagged-1, -2 ou DLL-1, foi alcançada uma redução significativa da sobrevivência das células B-ALL na co-cultura (**Tabela 4, Figura 18**) ou apenas na cultura (**Tabela 4, Figura 18**). Pelo contrário, o bloqueio de DLL-3 ou -4 teve pouco efeito na sobrevivência das células B-ALL em ambas as condições de cultura (**Tabela 4, Figura 18**). A combinação de anti-Jagged-1, -2 e DLL-1 foi mais eficiente do que a utilização de cada anticorpo neutralizante na promoção da sobrevivência das células B-ALL cultivadas em ambas as condições. De facto, a percentagem de células B-ALL vivas em 3 dias após a co-cultura foi de 36,3 ± 3,6% com anti-Jagged-1/-2 e DLL-1 *vs* 70,2 ± 4,1% com o controlo do isótipo (P<0,001) (**Tabela 4, Figura 18**).

A adição de anti-DLL-3 e -4 à mistura de anti-Jagged-1/-2 e anti-DLL-1 não modificou a sobrevivência das células B-ALL, sugerindo assim o papel principal do laço entre Notch-3 e -4 e os seus ligandos Jagged-1/-2 e DLL-1 na sobrevivência das células B-ALL em ambas as condições de cultura (**Tabela 4, Figura 18**). Estes resultados indicam que os percursos Jagged-1/-2 e DLL-1 ou Notch-3 e -4 têm alguns alvos diferentes a jusante envolvidos na prevenção da apoptose em células B-ALL.

Para confirmar o papel dos ligandos Notch na sobrevivência das células B-ALL, estimulámos directamente os receptores Notch adicionando exogenamente os seus ligandos Notch recombinantes. Observámos que os Jagged-1/-2 e DLL-1 biologicamente activos melhoraram significativamente a sobrevivência das células B-ALL tanto em cultura como em condições de cocultura, enquanto que os DLL-3 e -4 não o fizeram (**Figura 19A e 19B**).

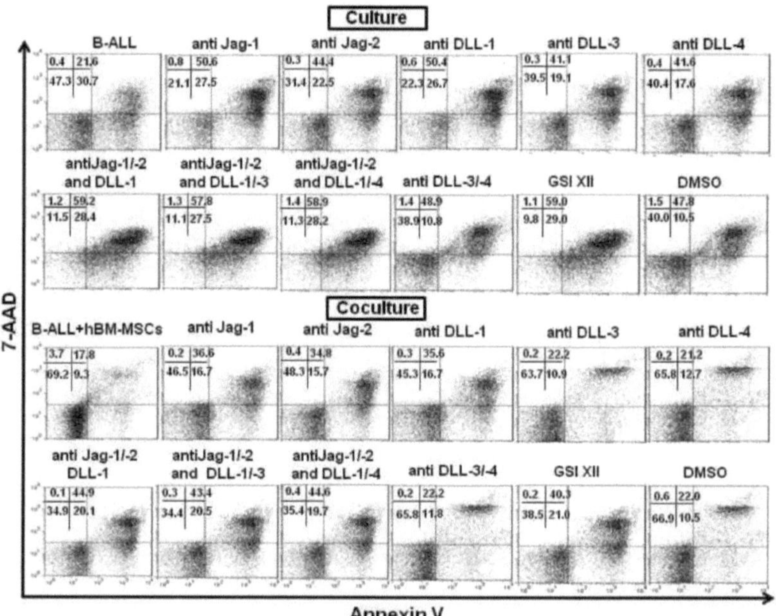

Figura 18. Exemplos de análise de citometria de fluxo da percentagem de células B-ALL viáveis cultivadas

sozinho e coculturado com hBM-MSCs (proporção 10:1) na ausência ou na presença de anti-Jagged-1/-2 (Jag-1/-2), DLL-1/-3 e -4 anticorpos e GSI XII durante 3 dias.

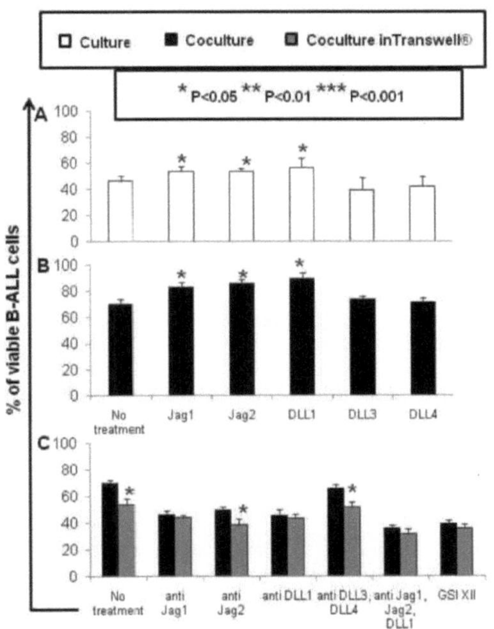

Figura 19. Efeitos dos ligandos recombinantes Notch Jagged-1/-2, DLL-1/-3 e -4 na sobrevivência de células B-ALL cultivadas sozinhas (A) e co-culturadas (B) com hBM-MSCs durante 3 dias (proporção 10:1). DLL: ligando tipo Delta, Jag: Jagged. Análise citométrica de fluxo da percentagem de células B-ALL viáveis co-culturadas com hBM-MSCs (proporção 10:1) e em condições Transwell® na ausência ou na presença de anticorpos anti-Notch-1/-3 e -4 e GSI XII durante 3 dias (C). As percentagens de B-ALL viável () cells were analyzed by flow cytometry. Statistical analysis was done using oneANOVA CD19+way) cells were analyzed by flow cytometry. Statistical analysis was done using one, teste de Holm-Sidak e * P < 0,05, ** P < 0,01, *** P < 0,001 versus controlo humano tratado com IgG de cabra foram consideradas estatisticamente significativas. Os dados foram representados como a média ± SD de dez experiências independentes. DLL: ligando tipo Delta, Jag: Ligando Jagged.

4.6 A sobrevivência mediada pelo hBM-MSC das células B-ALL requer tanto o contacto celular como factores solúveis

A figura 19C mostra a análise citométrica de fluxo da sobrevivência das células B-ALL após co-cultura com hBM- MSCs na ausência ou presença de anticorpos anti-notch bloqueadores e em condições Transwell® durante 3 dias. Quando adicionados em condições de co-cultura, os anticorpos de bloqueio diminuíram significativamente a sobrevivência das células B-ALL em condições Transwell® [70,2 ± 4,1% (contacto) *vs* 54,1 ± 7,2% (Transwell®), P<0,05]. Contudo, o sobrenadante obtido de 3 dias de cultura hBM-MSCs aumentou a sobrevivência das células B-ALL [46,3 ± 3,9% (cultura + RPMI) *vs* 57,9 ± 1,5% (cultura + sobrenadante), P<0,05]. Assim, tanto o contacto celular como os factores solúveis estão envolvidos no hBM-MSC - salvamento mediado de células B-ALL da apoptose através da sinalização de Notch.

4.7 O efeito anti-apoptótico dependente de Notch-3 e Notch-4 dos hBM-MSC está associado à activação de Caspase-3, IL-7R, Bcl-2 e Hes-1 na persistência de B-ALL

Para identificar alguns alvos diferentes a jusante da via de sinalização Notch envolvidos na prevenção da apoptose em células B-ALL em contacto directo com hBM-MSCs, avaliámos por citometria de fluxo a expressão da Caspase-3 activa, VEGFR2 e IL-7R em células B-ALL co-cultivadas durante 3 dias. Observámos que a Caspase-3 activa, VEGFR2 e IL-7R são fracamente expressas em células B-ALL em condições basais, enquanto que a Bcl-2 é altamente expressa como anteriormente demonstrado (Campana *et al.*, 1993). Active Caspase-3 down-regulation and Bcl-2 over-expression in B-ALL cells were further even more evident following co-culture of B-ALL cells with hBM-MSCs. By contrast, active Caspase-3 down-regulation and Bcl-2 over-expression were reverted by adding either anti-Notch-3 + antiNotch-4 anticorpos ou GSI XII (**Figuras 20A e 20D**). O tratamento com anti-Notch-3 + anti- Notch- 4 ou GSI XII resultou em mais de 50% das células B-ALL a expressarem caspase-3 activadas (**Figura 20A**). A adição de bloqueio anti-Notch-1 teve pouco efeito na expressão da Caspase-3 activa, IL-7R, VEGFR2 e Bcl-2 por células B-ALL em co-cultura (dados não mostrados). A expressão de IL-7R e VEGFR2 não aumentou significativamente na co-cultura enquanto que apenas a IL-7R foi aumentada pela adição de anticorpos anti-Notch-3 e -4 ou GSI XII

(**Figuras 20B e 20C**). A adição de IL-6 e IL-7 recombinante não afectou a sobrevivência das células B-ALL em condições de co-cultura (dados não mostrados).

To verify the pathway inhibition triggered by Notch, B-ALL cells were treated with either antiNotch-3 e -4 anticorpos ou GSI XII durante 3 dias, na presença de hBM-MSCs. Foi realizada uma análise Western blot para verificar se o alvo a jusante do caminho Notch estava de facto inibido. Como mostrado na **Figura 20E**, o tratamento das células B-ALL com anticorpos anti Notch-3 + Notch-4 ou GSI XII resultou na perda da expressão das proteínas Hes-1 e Bcl-2. Estes dados confirmam a inibição da via Notch nas células B-ALL após o tratamento com inibidores.

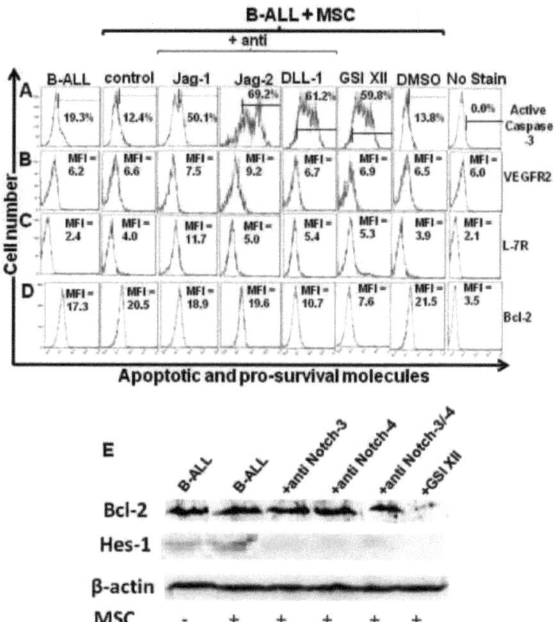

Figura 20. Análise citométrica de Caspase-3 (A), IL-7R (B), VEGFR2 (C) e expressão Bcl-2 (D) em células CD19+ B-ALL cultivadas sozinhas ou co-culturadas com hBM-MSCs (relação 10:1) na ausência ou presença de anticorpos anti Notch-3/-4 e GSI XII durante 3 dias. (E) Análise Western blot de Hes-1 e Bcl-2 na ausência ou na presença de anticorpos anti Notch-3 e -4 e GSI XII durante 3 dias. O P-actin foi incluído como controlo de carga. MFI foi considerado como o valor médio geométrico de intensidade fluorescente da população de células CD19+ B-ALL expressando IL-7R ou VEGFR2, cultivadas isoladamente ou co-culturadas com hBM-MSCs.

4.8 A sinalização notch promove a quimio-resistência das células B-ALL humanas em contacto directo com as células do estroma

O efeito dos agentes quimioterápicos na sobrevivência das células B-ALL foi avaliado através do tratamento das células B-ALL com doses crescentes de hidrocortisona. Avaliou-se a dose mais baixa de hidrocortisona que induziu apoptose específica nas células B-ALL sem modificar os hBM-MSCs em culturas de 24 horas. Verificámos que o tratamento com concentrações crescentes de hidrocortisona resultava numa diminuição dependente da dose na viabilidade das células B-ALL. Cultivámos então células B-ALL sem ou com hBM-MSCs na ausência ou presença de hidrocortisona, adicionando quer anti-Notch-3, -4 ou GSI XII por um período de 3 dias. O número de células B-ALL vivas foi avaliado através de um ensaio citométrico de fluxo. A hidrocortisona promoveu a apoptose de células B-ALL quando cultivadas isoladamente, mas foi observado um aumento consistente no número total de células B-ALL vivas em co-cultura (células vivas no dia 3, células B-ALL isoladamente 2,6±0,6% *vs* 49,4±7,4% em co-cultura, P<0,001) **(Figura 21A).** Curiosamente, o bloqueio de Notch-3 e -4 ou toda a sinalização Notch pelo GSI XII na presença de hidrocortisona diminuiu drasticamente o nível global de células B-ALL vivas em co-cultura (células vivas globais no dia 3: 10.3 ± 2,1% com anti-Notch-3; 7,4 ± 3,0% com anti-Notch-4; 4,0 ± 0,2% com anti-Notch-3 e -4; 4,1 ± 1,8% com GSI XII, *vs* 49,4 ± 7,4% com o controlo de isótipos (P<0,001) **(Figura 21A).**

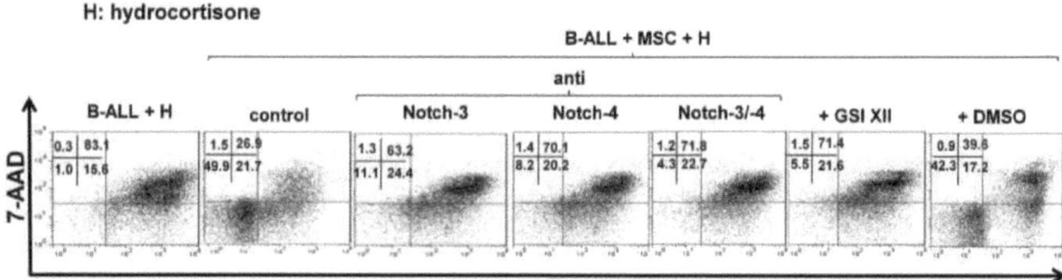

Figura 21: Análise de citometria de fluxo da percentagem de células B-ALL vivas cultivadas sem ou com hBM-MSCs na ausência ou na presença de hidrocortisona, bem como pela adição de anti Notch-3, - 4 ou GSI XII por um período de 3 dias. A análise estatística foi realizada utilizando ANOVA de sentido único, teste de Holm-Sidak, * P < 0,05, ** P < 0,01, *** P < 0,001 foram considerados significativamente diferentes do controlo. Os dados foram representados como a média ± SD de dez experiências independentes.

4.9 Caracterização funcional do MSC após co-cultura com células B-ALL

Avaliamos a expressão de marcadores de osteogénicos, adipogénicos, condrogénicos, fibroblásticos e diferenciação endotelial dos hBM-MSC, quer seguindo a co-cultura com células B-ALL, quer cultivados isoladamente. Observámos que, a expressão dos marcadores osteogénicos RUNX2, IBSP e BGLAP nos hBM-MSCs não mudou significativamente, pelo contrário, ALPL, SPP1 e TNRSF11B foram regulados por cima (**Figura 22A**). Relativamente à diferenciação adipogénica, LPL e PPARG, mas não FABP4, foram regulados por cima (**Figura 22B**). O VCAM-1 não foi regulado em hBM-MSCs na co-cultura, enquanto que o VIM permaneceu inalterado (**Figura 22C**). A expressão dos três marcadores condrogénicos AGC1, COL2A1 e COL9A1 não foi alterada nos hBM-MSCs após a co-cultura (**Figura 22D**). Também avaliamos a expressão de sete marcadores endoteliais: apenas a expressão da CNN1, CDH5, PECAM 1 e MCAM1 foi significativamente regulada para cima enquanto que ACTA2 e ANGPT1 foi significativamente regulada para baixo nas condições de co-cultura hBM-MSCs (**Figura 22E**).

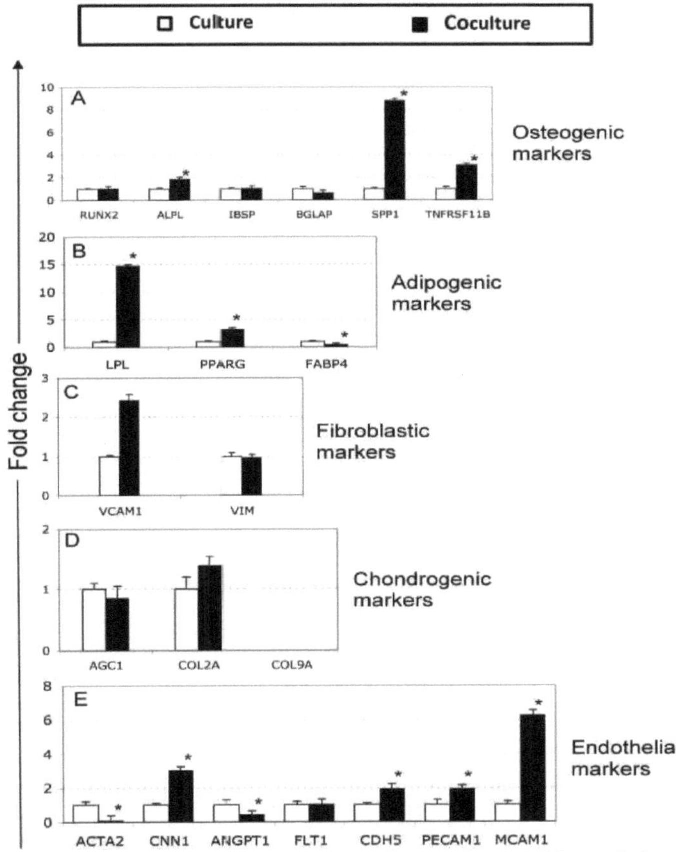

Figura 22: Expressão mRNA de marcadores de diferenciação de hBM-MSCs, avaliados por RT-PCR quantitativa. Histogramas não preenchidos: expressão de marcadores MSCs quando cultivados sozinhos; histogramas preenchidos: expressão de marcadores MSCs coculturados com células B-ALL durante 3 dias. (A) marcadores de diferenciação osteogénica. (B) marcadores de diferenciação adipogénica. (C) marcadores de diferenciação fibroblástica; o gene *COL9A1* não foi expresso em ambas as condições. (D) marcadores de diferenciação condrogénica; (E) marcadores de diferenciação endotelial. O nível de expressão dos genes foi calculado por quantificação relativa utilizando o nível de transcrição *ACTB* como referência endógena. Os dados de expressão foram analisados seguindo o método comparativo indicado no Boletim do Utilizador #2 (Applied Biosystems). A análise estatística foi realizada utilizando o teste t independente de Student, * P < 0,05 versus controlo foram considerados estatisticamente significativos. Os dados foram representados como a média ± SD de três experiências independentes.

Capítulo 5: DISCUSSÃO E PROSPECTIVAS FUTURAS
5.1 DISCUSSÃO E PERSPECTIVAS FUTURAS

5.1 Discussão

As interacções entre as células do estroma BM e os precursores linfo-hematopoiéticos são essenciais para a regulação da sobrevivência, proliferação e diferenciação das células hematopoiéticas normais e neoplásicas (Nagasawa *et al*, 2006; Fotney *et al.*, 2001; Zweidler-Mckay *et al.*, 2005; Vega F *et al.*, 2002; Burger *et al.*, 2002; Konopleva *et al.*, 2003; Kumagai *et al.*, 1994; Nedededova *et al.*, 1994; Gibson *et al.*, 2002).

Após a co-cultura de LMA e TODAS as células com camadas de células estromais, a expressão dos genes envolvidos na sobrevivência/crescimento de células leucémicas, tais como o Bcl-2, é significativamente melhorada, sendo em parte responsável pela protecção das células leucémicas contra agentes quimioterápicos (Vega F *et al.*, 2002; Burger *et al.*, 2002). De um ponto de vista geral, a identificação das vias de sinalização envolvidas na protecção das células neoplásicas dependentes das células do estroma contra a apoptose é crucial para o desenvolvimento de novos alvos terapêuticos. Muitas moléculas de sinalização diferentes estão envolvidas nas interacções recíprocas entre o estroma da medula óssea e as células neoplásicas. Entre elas, a activação da via de activação do estroma Notch-1 representa uma característica comum no desenvolvimento de T-ALL, em comparação com AML e B-ALL (Chiaramante *et al.*, 2005). A sinalização notch pode induzir a paragem do ciclo celular numa variedade de células neoplásicas (Nefedova *et al.*, 2003; Gibson *et al.*, 2002; De Rossi *et al.*, 1994; Noseda *et al.*, 2004; Sriuranpong *et al.*, 2001; Nefedova *et al.*, 2004; Houde *et al..*, 2004); por exemplo, a activação mediada por BM de Notch-1, que sinaliza o up-regulation p21, resultando na inibição do crescimento e protecção contra a apoptose induzida por quimioterapia nas células do mieloma múltiplo (Nefedova *et al.*, 2003; Houde *et al.*, 2004). Além disso, as células do mieloma múltiplo exercem uma sobreexpressão Jagged-2 quando em contacto directo com células do estroma, e escapam à apoptose; o desencadeamento de Jagged-2 induz a secreção de interleucina-6 (IL-6), VEGF, e o factor de crescimento-1 da insulina (IGF-1) nas células do estroma (Houde *et al.*, 2004).

Pelo contrário, em B-ALL o papel potencial da via de sinalização de Notch na interacção de células leucémicas com células do estroma BM durante o processo leucemogénico não é, na sua maioria, claro. Assim, avaliamos neste estudo o papel da sinalização Notch no crescimento e sobrevivência das células B-ALL dependentes do estroma. Para este fim, utilizámos hBM-MSCs que representam uma população bastante homogénea de células do estroma com capacidades de apoio à hematopoiese e propriedades reguladoras imunitárias, partilhadas por toda a sua descendência de células do estroma BM (Phinney *et al.*, 2007; Liotta *et al.*, 2008; Calvi *et al.*, 2003; Haniffa *et al.*, 2009). De facto, os hBM-MSCs são capazes de promover o crescimento e acumulação de linfócitos normais e linfoblastos leucémicos (Umiel *et al.*, 1986; Gluck *et al.*, 1989; Manabe *et al.*, 1992; Makrynikola *et al.*, 1997; Nishigaski et al., 1997; Kumagi *et al.*, 1996). hBM-MSCs expressam normalmente moléculas da família Notch que estão estritamente associadas a algumas das suas funções (Liotta *et al.*, 2008). Nas nossas experiências, células B-ALL cultivadas *in vitro* sem hBM- MSCs sofreram apoptose progressiva e dependente do tempo; por contraste, hBM-MSCs aumentaram dramaticamente a sobrevivência de células B-ALL, como anteriormente demonstrado (Umiel *et al.*, 1986; Gluck *et al.*, 1989; Manabe *et al.*, 1992; Makrynikola *et al.*, 1997; Nishigaski et al., 1997; Kumagi *et al.*, 1996). Este efeito foi revertido pela inibição de todas as vias de sinalização da Notch com o GSI XII, sugerindo assim que algumas moléculas da família Notch estavam envolvidas no resgate mediado por células do estroma das células B-ALL da apoptose. Na verdade, a sinalização Notch parece ter um papel na sobrevivência celular também independentemente da interacção com hBM-MSCs. No entanto, a presença de hBM-MSCs aumenta significativamente este fenómeno. De facto, a co-cultura de células B-ALL/hBM-MSC levou a uma significativa sobreexpressão dos receptores Notch-1/-3 e -4 e os seus ligandos Jagged-1/-2, DLL-1/-3 e -4 em células B-ALL, bem como de Notch-3 e -4 em hBM-MSCs. Experiências bloqueadoras e estimulantes demonstraram que os ligandos Notch Jagged-1/-2 e DLL-1 interagem sinergicamente com os receptores Notch-3 e -4 em ambos os tipos de células e promovem a sobrevivência das células B-ALL. Consequentemente, o bloqueio Notch-3 e Notch-4 levou ao mesmo efeito obtido com a utilização de GSI XII e foram os principais responsáveis pelo efeito anti-apoptótico mediado por células estromais observado em B-ALL coculurado. Outros receptores da família Notch, tais como o Notch-1, parecem ser menos eficazes na prevenção da apoptose espontânea da célula B-ALL, como descrito anteriormente por outros autores (Calvi *et al.*, 2003). Experiências de co-cultura de células B-ALL com hBM-MSCs em condições Transwell® mostram que o aumento da sobrevivência das células B-ALL não se deve apenas ao contacto directo de células B-ALL com hBM-MSCs, mas também a moléculas solúveis que são libertadas por hBM-MSCs. De facto, demonstrámos que a sinalização de Notch diminuiu a expressão activa de Caspase-3, inibiu a expressão de IL-7R e não afectou significativamente a expressão de VEGFR2 nas células B-ALL, e que factores solúveis como IL-6, IL-7 e VEGF, cujo papel foi previamente descrito noutras malignidades hematológicas e condições experimentais (Mudry *et al.*, 2000; Nefedova *et al.*, 2004) não afectaram a sobrevivência das células B-ALL. Estas descobertas sugerem que IL-6, IL-7, VEGF não estão incluídos entre os factores solúveis da cultura sobrenadante hBM-MSCs, que promovem a sobrevivência das células B-ALL. Por outro lado, o efeito pró-sobrevivência dos hBM-MSCs, notch-3- e -4-dependente, foi associado à manutenção da expressão Hes-1 e Bcl-2 em células B-ALL, juntamente com a desregulação da Caspase-3 activa, como demonstrado pelas experiências de bloqueio com anticorpos anti-Notch-3 e -4. Estes resultados estão de acordo com dados anteriores que mostram o papel da sinalização de Bcl-2 na persistência de clones residuais de B-ALL após quimioterapia (Mudry *et al.*, 2000). Os nossos dados sugerem que a sinalização Notch-3 e -4 estão envolvidos na resistência química das células B-ALL em contacto directo com hBM-MSC após exposição a hidrocortisona.

Considerados em conjunto, os hBM-MSCs contribuem para a sobrevivência das células B-ALL activando a sinalização Notch, que desempenha também um papel nas interacções recíprocas entre as células B-ALL. Notch-3 e -4 são os principais responsáveis por estes fenómenos e podem tornar-se alvos específicos para o tratamento de células B-ALL humanas destinadas a diminuir a sobrevivência das células leucémicas após estímulos pró-apoptóticos, tais como a quimioterapia.

5.2 PERSPECTIVAS FUTURAS

As perspectivas futuras deste trabalho serão:

> To Study more the mechanisms responsible for intracellular Notch-induced survival of B-TODAS as explosões na ausência e presença do MSC.

> Fazer o mesmo estudo sobre outros tipos e subtipos de Leucemia Aguda, tais como Leucemia Mielóide Aguda, Leucemias Bifenotípicas Agudas, Neoplasias precursoras de células dendríticas, Basófilos, Neoplasias precursoras de mastócitos, Leucemia Linfoblástica Aguda em T.

> Para confirmar os nossos resultados in vivo, eliminando o gene a jusante Notch responsável pelo efeito anti-apoptótico observado in vitro ou utilizando anticorpos neutralizantes.

6. CONCLUSÕES

> O sistema Notch está envolvido na sobrevivência das explosões B-ALL, independentemente do apoio do estroma (contacto recíproco das explosões?).

> O apoio à sobrevivência das células de explosão pelo MSC é mediado, pelo menos em parte, pelo sistema Notch.

> A melhoria da sobrevivência das células B-ALL humanas não se deve apenas ao contacto directo das células B-ALL humanas com hBM-MSCs mas também por outros sinais que são libertados por hBM-MSCs.

> The main elements of the Notch antiapoptotic involved in the effect exerted by MSC on B-TODAS as explosões são Notch-3 e Notch-4 ou Jagged-1, Jagged-2 e DLL-1.

> A sinalização Notch-3 e -4 estão envolvidas na quimio-resistência das células B-ALL em contacto directo com hBM-MSC após exposição a hidrocortisona.

> Notch-3- e -4-dependente do efeito pró-survival de hBM-MSCs foi associado à manutenção da expressão Hes-1 e Bcl-2 nas células B-ALL, juntamente com a regulação de Caspase-3 activa.

Capítulo 7: REFERÊNCIAS

7. Referências

Apelqvist A, Li H, Sommer L, Beatus P, *et al.* Notch signaling controla a diferenciação das células pancreáticas. *Natureza.* 1999;400:877-881.

Artavanis-Tsakonas S, Rand MD, Lago RJ. Notch signaling: controlo do destino da célula e integração do sinal no desenvolvimento. *Ciência.* 1999;284:770-776

Astier AL, Xu R, Svoboda M, *et al.* Perfil de expressão do gene temporal das células leucémicas do precursor B humano induzido pelo receptor de adesão: identificação das vias que regulam a sobrevivência das células B. *Sangue.* 2003;101:1118-1127.

Beato M, Herrlich P, Schutz G. Receptores de hormonas esteróides: muitos actores em busca de um enredo. *Célula.* 1995;83:851-857.

Bene MC, Castoldi G, Knapp W, *et al.* Grupo europeu para a caracterização imunológica das leucemias (EGIL). Propostas para a classificação imunológica das leucemias agudas. *Leucemia;* 9:1983-1786.

**Bertrand FE, Eckfeldt CE, Fink JR, *et al.* Influências microambientais no desenvolvimento de células B humanas. *Immunol Rev.* 2000;175:175-186.

Bertrand FE, Spengemen JD, Shelton JG, McCubrey JA. A inibição das vias de sinalização PI3K, mTOR e MEK promove a apoptose rápida na linhagem B ALL na presença de suporte de células estromais. *Leucemia.* 2005;19: 98-102.

Bigas A, Martin DI, e Milner LA. Notch1 e Notch2 inibem a diferenciação mielóide em resposta a diferentes citocinas. *Mol. Cell Biol.* 1998; 18: 2324-2333.

Burger JA, Tsukada N, Burger M, Zvailfler NK, Dell'Aquila M, Kipps TJ. Células de enfermagem derivadas do sangue protegem as células linfocitárias crónicas de leucemia B da apoptose espontânea através do factor-1 derivado das células do estroma. *Sangue.* 2002;96:2655-2663.

Bulman MP, Kusumi K, Frayling TM, *et al.* Mutações no homólogo do delta humano, DLL3, causam defeitos esqueléticos axiais na disostose espondilo-locostal. *Nat Genet.* 2000. 24: 438-41.

Queimaduras CE, Travers D, Mayhall E, *et al.* O destino das células estaminais hematopoiéticas é estabelecido pela via Notch- Runx. *Genes Dev. 2005;* 19: 2331-42.

Campana D, Coustan-Smith E, Manabe A, *et al.* A sobrevivência prolongada das células de leucemia linfoblástica aguda da linhagem B é acompanhada por uma sobreexpressão da proteína bcl-2. *Sangue.* 1993;81: 1025-1031.

Caplan AI. O processo mesengenic. *Clin Plast Surg.* 1994; 21:429-435

Caplan AI, Bruder SP. Células estaminais mesenquimais: blocos de construção para a medicina molecular no século XXI. *Tendências Mol Med.* 2001; 7:259-264.

Calvi LM, Adams GB, Weibrecht KW, *et al.* As células osteoblásticas regulam o nicho de células estaminais hematopoiéticas. *A natureza.* 2003;425:841-846.

Chunmeng S, Tianmin C. Efeitos das células multipotentes dérmicas aderentes em leucócitos do sangue periférico e CFU-GM em ratos. *Transplant Proc;* 2004; 36:1578-1581

Chhabra P, Brayman KL. A utilização de células estaminais em doenças renais. Transplante de Órgãos de Opinião Monetária. 2009; 14:72-78.

Chiaramonte R, Basile A, Tassi E, *et al.* Um amplo papel da NOTCH1 na sinalização de leucemia aguda.

Cartas de cancro. 2005;219:113-120.

Creagh EM, Sheehan D & Cotter TG. Proteínas de choque térmico - moduladores da apoptose em células tumorais. *Leucemia.* 2000; 14: 1161-1173.

Cohen JJ, Duke RC. A activação do glicocorticóide de uma endonuclease dependente do cálcio nos núcleos dos timócitos leva à morte celular. *J. Immunol.* 1984;132:38-42.

Corcione A, Benvenuto F, Ferretti E, *et al.* As células estaminais mesenquimais humanas modulam as funções das células B. *Sangue.* 2006;107:367-372.

Deveraux QL, Takahashi R, Salvesen GS, Reed JC. X-linked IAP is a direct inhibitor of cell-proteases de morte. *Natureza.* 1997;388:300-4.

Deveraux QL, Roy N, Stennicke HR, Van Arsdale T, Zhou Q, Srinivasula SM, Alnemri ES, Salvesen GS, Reed JC. Os IAPs bloqueiam eventos apoptóticos induzidos pela caspase-8 e o citocromo c por inibição directa de caspases distintas. *EMBO J.* 1998; 17:2215-23.

De Rossi G, Tenca C, Cerruti G, *et al.* Expressão da molécula de adesão em células B de leucemias linfóides agudas e crónicas. *Linfoma de Leuk.* 1994;16:31-36.

de Pooter RF, Schmitt TM, de la Pompa, *et al.* Notch signaling requer GATA-2 para inibir a mielopoiese das células estaminais embrionárias e dos progenitores hematopoiéticos primários. *J Imunol.* 2006; 176: 5267-75.

Duckett CS, Li F, Wang Y, Tomaselli KJ, Thompson CB, Armstrong RC. A proteína de tipo IAP humana regula a morte celular programada a jusante do BclxL e do citocromo c. *Mol. Célula. Biol. 1998;* 18:608-15.

Dumontier A, Jeannet R, Kirsstetter P, *et al.* A activação de Notch é um evento precoce e crítico durante a leucemogénese de T-Cell em ratos com deficiência de Ikaros. *Mol Cell Biol.* 2006. 26: 209-20.

Ducan AW, Rattis FM, DiMascio LN, *et al.* Integração da sinalização de Notch e Wnt na manutenção de células estaminais hematopoiéticas. *Nat. Immunol.* 2005. 6: 314-22.

Erices A, Conget P, Minguell JJ. Células progenitoras mesenquimais no sangue do cordão umbilical humano. *Br J Haematol.* 2000; 109:235-242.

Ellisen LW, Bird J, West DC, *et al.* TAN-1, o homólogo humano do gene Drosophila notch, é quebrado por translocações cromossómicas em neoplasias linfoblásticas T. *Célula.* 66, 649-61.

Felli MP, Maroder M, Mitsiadis TA, *et al.* Padrão de expressão do entalhe1, 2 e 3 e Jagged1 e 2 em componentes linfóides e timo estromal: interacções liga-receptor distintas no desenvolvimento de células T intratímicas. *Imunol intra.* 1999; 11: 1017-25.

Fernandez-Majada V, Aguilera C, Villanuera, *et al.* A actividade nuclear IKK leva a uma expressão genética disregulada dependente do entalhe no cancro colorrectal. *Proc Natl Acad Sci EUA.* 2007. 276-81.

Fortney JE, Zhao W, Wenger SL & Gibson LF. As células do estroma da medula óssea regulam a actividade da caspase-3 em células leucémicas durante a quimioterapia. *LeukRes.* 2001; 25: 901-907.

Friedenstein AJ, Chailakhjan RK, Lalykina KS. The development of fibroblast colonies in monolayer cultures of guinea-pig bone marrow and spleen cells. Cell Tissue Kinet. 1970; 3:393403.

Gibson LF. Sobrevivência de células leucémicas da linhagem B: sinais do microambiente da medula óssea. *LeukLymphoma.* 2002;43:19-27.

Gluck U, Zipori D, Wetzler M, *et al.* Proliferação a longo prazo de células de leucemia humana induzida por estroma de rato. *Exp. Hematol.* 1989;17:398-404.

Gronthos S, Graves SE, Ohta S, Simmons PJ. A fracção STRO-1+ da medula óssea humana adulta contém os precursores osteogénicos. Sangue. 1994; 84:4164-4173.

Hadland BK, Huppert SS, Kanungo J, *et al.* Um requisito para Notch1 distingue 2 fases de hematopoiese definitiva durante o desenvolvimento. *Sangue.* 2004; 104: 3097-105.

Han H, Tanigaki K, Yamamoto N, *et al.* O nocauteamento do gene induzível do factor de transcrição recombinante do sinal de ligação proteína-J revela o seu papel essencial na decisão T versus a linhagem B. *Imunol Int.* 2002; 14: 637-45.

Houde C, Yulin L, Lynda S, *et al.* Expressão exagerada do NOTCH ligand JAG2 em plasmócitos malignos de doentes com mieloma múltiplo e linhas celulares. *Sangue.* 2004;104:3697-3704.

Haniffa MA, Collin MP, Buckley CD, Dazzi F. Células estaminais mesenquimais: as novas roupas dos fibroblastos? *Haematologica.* 2009;94:258-263.

Ishiko E, Matsumura I, Ezoe S, *et al.* Os sinais Notch inibem o desenvolvimento de células eritróides/megacariócitas através da supressão da actividade GATA-1 através da indução de Hes-1. *J Biol Chem.* 2005; 194: 237-55.

Jang MS, Miao H, Carlesso N, *et al.* Notch-1 regula a morte celular independentemente da diferenciação nas células de eritroleucemia murina através de múltiplas apoptose e vias do ciclo celular. *J Cell Physiol.* 2004; 199: 418-33.

Jiang Y, Vaessen B, Lenvik T, Blackstad M, Reyes M, Verfaillie CM. As células progenitoras multipotentes podem ser isoladas da medula óssea murina pós-natal, músculo, e cérebro. Exp Hematol. 2002; 30:896-904.

Joutel A, Corpechot C, Ducros A, *et al.* Notch3 mutações em CADASIL, uma condição hereditária de adulto que causa AVC e demência. Natureza. 1996; 127: 1421-9.

Jundt F, Anagnostopoulos L, Forster R, *et al.* Activated Notch1 signaling promotes tumor cell proliferation and survival in Hodgkin and anaplastic large cell lymphoma. Blood. 2002; 99:3398403.

Karanu FN, Murdoch B, Gallacher L, *et al.* O Notch ligand Jagged-1 representa um novo factor de crescimento de células estaminais hematopoiéticas humanas. *J Exp. Med.* 2000; 192: 1365-72.

Karanu FN, Murdoch B, Miyabayashi T, *et al.* **As** homolgues humanas de Delta-1 e Delta-4 funcionam como reguladores mitogénicos de células hematopoiéticas humanas primitivas. *Sangue.* 2001; 97: 1960-7.

Krampera M, Marconi S, Pasini A, Galie M, Rigotti G, Mosna F, Tinelli M, Lovato L, Anghileri E, Andreini A, Pizzolo G, Sbarbati A, Bonetti B. Indução de diferenciação neural em células estaminais mesenquimais humanas derivadas da medula óssea, gordura, baço e timo. *Osso.* 2007; 40:382-390.

Krampera M, Pasini A, Rigo A, et al. Sinalização HB-EGF/HER-1 em células estaminais mesenquimais da medula óssea: induzindo a expansão celular e prevenindo reversivelmente a diferenciação de múltiplas linhagens. *Sangue.* 2005;106:59-66.

Konopleva M, Konoplev S, Hu W, Zaritskey AY, Afanasiev BV, Andreeff M. As células do estroma previnem a apoptose da célula AML através da upregulação de proteínas anti-apoptóticas. *Leucemia.* 2003;16: 1713-1724.

Kumagai M, Manabe A, Coustan-Smith E, et al. Utilização de culturas de células leucémicas suportadas por estroma para aceder a medicamentos anti leucémicos. II. Potente citotoxicidade da 2-cloro-deoxiadenosina na leucemia linfoblástica aguda. *Leucemia.* 1994;8:1116-1123.

Kumagai M, Manabe A, Pui C-H, et al. A cultura de células linfoblásticas agudas de leucemia linfoblástica na infância prevê o resultado do tratamento. *J. Clin. Invest.* 1996; 97:755-760.

Kumano K, Chiba S, Kunisato A, et al. Notch1 mas não Notch2 é essencial para a geração de células estaminais hematopoiéticas a partir de células endoteliais. *Imunidade.* 2003; 18: 699-711.

Kunisato A, Chiba S, Nakagami-Yamaguchi E, et al. HES-1 preserva células estaminais hematopoiéticas purificadas ex vivo e acumula células populacionais laterais in vivo. *Sangue.* 2003; 101: 1777-83.

Lai CE. Notch signaling: controlo da comunicação celular e do destino celular. *Desenvolvimento.* 2003;131: 965 73.

Luria EA, Panasyuk AF, Friedenstein AY. Formação de colónias de fibroblastos a partir de culturas monocamadas de células sanguíneas. Transfusão. 1971; 11:345-349.

Liotta F, Angeli R, Cosmi L, et al. TLR3 e TLR4 são expressas por células estaminais mesenquimais derivadas de medula óssea humana e podem inibir a sua actividade modulatória das células T, prejudicando a sinalização de Notch. *Células estaminais.* 2008;26:279-289.

Li L, Krantz ID, Deng Y, Genin A, et al. Síndrome de Alagille é causada por mutações em Jagged1 humano, que codifica um ligando para Notch1. *Nat Genet.* 1997; 16: 243-51.

Lee JH, Kosinski PA, Kemp DM. Contribuição das células estaminais da medula óssea humana para os miotubos esqueléticos individuais, seguida da activação do gene miogénico. Exp Cell Res. 2005 ; 307:174-182.

Lobov IB, Renard RA, Papadopoulos N, *et al.* Delta-like ligand 4 (Dll4) é induzido pelo VEGF como regulador negativo da brotação angiogénica. *PNAS.* 2007;104:3219-3224.

Loomes KM, Stevens SA, O'Brien ML, *et al.* Dll3 e Notch1 modelos de interacções genéticas de malformações axiais segmentares e craniofaciais de defeitos de nascença humanos. 2007;236:2943 - 2951.

Lakshmipathy U, Verfaillie C. Stem cell plasticity. Sangue Rev. 2005; 19:29-38.

Maillard I, Adler SH, e Pear WS. Notch e o sistema imunitário. *Imunidade.* 2003; 19: 781-91.

Manabe A, Coustan-Smith E, Behm FG, Raimondi SC, Campana D. As células estromais derivadas da medula óssea previnem a morte de células apoptóticas na leucemia linfoblástica aguda da linhagem B. *Sangue.* 1992;79:2370-2377.

Makrynikola V, Bradstock KF. proteínas do estroma da medula óssea. *Leucemia.* 1997; 7:86-92.

Mudry RE, Fortney JE, York T, Hall BM, Gibson LF. As células estromais regulam a sobrevivência das células leucemc da linhagem B durante a quimioterapia. *Sangue.* 2000;96:1926-1932.

Milner LA e Bigas A. Notch como mediador da determinação do destino celular em hematopoiese: evidência e especulação. *Sangue.* 1999; 93: 2431-48.

Milner LA, Bigas A, Brashem-Stein C. Inibição da diferenciação granulocítica por mNotch1. *Proc. Natl. Acad.Sci. USA.* 1996; 93: 13014-13019.

Miyamoto Y, Maitra A, Ghosh B, *et al.* Notch medeia as alterações induzidas pelo TGF alfa na diferenciação epitelial durante a tumorigenese pancreática. *Célula cancerígena.* 2003. 3: 565-76.

Mohtashami M e Zuniga-Pflucker JC. A arquitectura tridimensional do timo é necessária para manter a expressão em forma de delta necessária para induzir o desenvolvimento da célula T. *JImmul.* 2006; 176: 730-4.

Moriscot C, de Fraipont F, Richard MJ, Marchand M, Savatier P, Bosco D, Favrot M,

Benhamou PY. As células estaminais mesenquimais da medula óssea humana podem expressar insulina e factores-chave de transcrição da via de desenvolvimento do pâncreas endócrino através da manipulação genética e/ou microambiental in vitro. Células estaminais. 2005; 23:594-603.

Nagasawa T. Nichos microambientais na medula óssea necessários para o desenvolvimento das células B. *Nat Rev Immunol.* 2006;6:107-116.

Nakagawa M, Ichikawa M, Kumano K, *et al.* AML1/Runx1 resgata Notch-1null mutation.induced deficiency of para-aortic aplanchnopleural hematopoiesis. *Sangue.* 2006; 108: 3329-34.

Nefedova Y, Landowski TH, Dalton WS. Os factores solúveis derivados do estroma da medula óssea e o contacto directo com as células contribuem para a resistência de novo medicamento da célula do mieloma por mecanismos distintos. *Leucemia.* 2003;17:1175-1182.

Noseda M, Chang L, McLean G, *et al.* A activação de Notch induz a paragem do ciclo celular endotelial e participa na inibição do contacto: papel da repressão p21Cip1. *Mol Cell Biol.* 2004;24:8813-8822.

Nishigaki H, Ito C, Manabe A, *et al.* Prevalência e características de crescimento de células estaminais malignas na Leucemia Linfoblástica Aguda da Leucemia Linfoblástica B. *Sangue.* 1997;89: 3735-3744.

Nefedova Y, Cheng P, Alsina M, *et al.* Envolvimento da sinalização de Notch-1 em estroma de medula óssea - mediado *de nova* resistência medicamentosa do mieloma e outras linhas de células linfóides malignas. *Sangue.* 2004;103:3503-3510.

Ohishi K, Katayama N, Shiku H, *et al.* Notch sinalização em hematopoiese. *Semin Cell Dev Biol.* 2003; 14:143-50.

Ohishi K, Varnum-Finney B, Flowers D, *et al.* Monocytes exprimem grandes quantidades de Notch e sofrem apoptose específica de citocinas após interacção com o Notch ligand, Delta-1. *Sangue.* 2000; 95: 2847-54.

Oswald J, Boxberger S, Jorgensen B, Feldmann S, Ehninger G, Bornhauser M, Werner C. As células estaminais mesenquimais podem ser diferenciadas em células endoteliais in vitro. Células estaminais. 2004; 22:377-384.

Pui JC, Allman D, Xu L, *et al.* *A* expressão Notch1 na linfopoiese inicial influencia a determinação da linhagem B versus T. *Imunidade.* 1999. 11: 299-308.

Pittenger MF, Mackay AM, Beck SC, *et al.* Potencial multilinear das células estaminais mesenquimais humanas adultas. *Ciência.* 1999;284:143-147.

Pittenger MF, Mackay AM, Beck SC, Jaiswal RK, Douglas R, Mosca JD, Moorman MA, Simonetti DW, Craig S, Marshak DR. Potencial multi-linha de células estaminais mesenquimais humanas adultas. Ciência. 1999; 284:143-147.

Phinney DG, Prockop DJ. Revisão concisa: Células Estromal Mesenquimais: o estado de transdiferenciação e modos de reparação de tecidos - vistas actuais. *Células estaminais.* 2007;25: 2896 2902.

Prockop DJ. Células estromais de medula como células estaminais para tecidos não hematopoiéticos. Science.1997; 276:71-74.

Quesenberry PJ, Dooner G, Colvin G, Abedi M. Biologia das células estaminais e a polémica da plasticidade.
Exp Hematol. 2005; 33:389-394.

Radtke F, Wilson A, Stark G, *et al.* Especificação deficiente do destino das células T em ratos com e indução de inactivação de Notch1. *Imunidade.* 1999. 10: 547-58.

Radtke F, Fasnacht N, MacDonald, HR. Sinalização de entalhes no sistema imunitário. *Imunidade.* 2010; 32:14-27.

Robey E, Chang D, Itano A, *et al.* Uma forma activada de Notch influencia a escolha entre as linhagens celulares CD4 e CD8 T. *Célula.* 1996; 87: 483-92.

Roy N, Deveraux QL, Takahashi R, Salvesen GS, Reed JC. As proteínas c-IAP-1 e c-IAP-2 são inibidores directos de caspases específicas. *EMBO J.* 1997; 16:6914-25.

Sanchez-Ramos J, Song S, Cardozo-Pelaez F, Hazzi C, Stedeford T, Willing A, Freeman TB, Saporta S, Janssen W, Patel N, Cooper DR, Sanberg PR. As células do estroma da medula óssea adulta diferenciam-se em células neurais in vitro. Exp Neurol. 2000; 164:247-256.

Shelly LL, Fuchs C, Miele, L. Notch-1 inibe a apoptose em células de eritroleucemia murina e é necessária para a diferenciação induzida por compostos polares híbridos. *J Células Biochem.* 1999; 73: 164 75.

Sriuranpong V, Borges MW, Ravi RK, *et al.* Notch signaling induz a paragem do ciclo celular em pequenas células de cancro do pulmão. *Cancer Res.* 2001;61:3200-3205.

Sentman CL, Shutter JR, Hockenbery D, Kanagawa O, Korsmeyer SJ. bcl-2 inibe múltiplas formas de apoptose mas não a selecção negativa em timócitos. *Célula.* 1991;67:879-888.

Stier S, Cheng T, Dombkowski D, Carlesso N, Scadden DT. A activação notch1 aumenta a auto-renovação das células estaminais hematopoiéticas in vivo e favorece o resultado linfóide sobre a linhagem mielóide. *Sangue.* 2002. 99: 2369-78.

Strasser A, Harris AW, Cory S. bcl-2 transgene inhibits T cell death and perturbs thymic self-censorship. *Célula.* 1991;67:889-899.

Siegel RM, Katsumata M, Miyashita T, Louie DC, Greene MI, Reed JC. Inibição da apoptose de timócitos e selecção antigénica negativa em ratos transgénicos bcl-2. *Proc. Natl. Acad. Sci. USA.* 1992;89:7003-7007.

Stenderup K, Justesen J, Clausen C, Kassem M. O envelhecimento está associado à diminuição do tempo de vida máximo e à aceleração da senescência das células do estroma da medula óssea. *Osso.* 2003; 33:919-926.

Sottile V, Halleux C, Bassilana F, Keller H, Seuwen K. Características das células estaminais de células humanas derivadas do osso. *Osso.* 2002; 30:699-704.

Tabe Y, Jin L, Tsutsumi-Ishii Y, *et al.* A activação da cinase Integrin-linked kinase é uma via prosurvival crítica induzida nas Células Leucémicas pelas Células Estromal Derivadas da Medula Óssea. *Investigação do cancro.* 2007;67:684-694.

Tanigaki K, Tsuji M, Yamamoto N, Han H, Tsukada J, Inoue H, Kubo M, Honjo T. Regulação do compromisso alfabeto/gammadelta T da linhagem celular e respostas periféricas das células T por sinalização Notch/RBP-J. *Imunidade.* 2004; 20: 611-22.

Toma C, Pittenger MF, Cahill KS, Byrne BJ, Kessler PD. As células estaminais mesenquimais humanas diferenciam-se de um fenótipo de cardiomiócitos no coração murino adulto. *Circulação.* 2002; 105:93-98. **Umiel T, *et al.*** Cultura a longo prazo de células de leucemia infantil: dependência de células estromais da medula óssea e diferenciação da bilineagrafia. *Investigação da leucemia.* 1986;10:1007-1013.

Vega F, Medeiros LJ, Lang WH, Mansoor A, Bueso-Ramos C, Jone D. A composição estromática dos agregados linfóides malignos na medula óssea: variações na arquitectura e fenótipo em diferentes tumores das células B. *Br J Haematol.* 2002;117:569-576.

Varnum-Finney B, Xu L, Brashem-Stein, *et al.* Pluripotent, cytokine-dependent, hematopoietic stem cells are immortalized by constitutive Notch1 signaling. *Nat Med.* 2000. 6: 1278-81.

Vercauteren SM e Sutherland HJ. O Notch4 constitutivamente activo promove a manutenção precoce das células progenitoras hematopoiéticas humanas enquanto inibe a diferenciação e causa anomalias linfóides in vivo. *Sangue.*2004; 104: 2315-22.

Walker L, Carlson A, Tan-Pertel HT, Weinmaster G e Gasson J. O receptor Notch e os seus ligandos são expressos selectivamente durante o desenvolvimento hematopoiético no rato. Células estaminais. 2001; 19: 543-52.

Washburn T, Schweighoffer E, Gridley T, *et al.* Notch actividade influencia a decisão da linhagem celular alfabética versus gammadelta T. *Célula.* 1997; 88: 833-43.

Weng AP, Ferrando AA, Lee W, *et al.* Activando mutações de NOTCH1 em leucemia linfoblástica aguda de células T humanas. *Ciência.* 2004; 306: 269-71.

Weng YS, Lin HY, Hsiang YJ, Hsieh CT, Li WT. Os efeitos dos diferentes factores de crescimento nas células do estroma da medula óssea humana diferenciando-se em células semelhantes a hepatócitos. Adv Exp Med Biol. 2003; 534:119-128.

Wyllie AH, Morris RG, Smith AL, Dunlop D. Clivagem da cromatina na apoptose: associação com a morfologia da cromatina condensada e dependência da síntese macromolecular. *J. Pathol*

1984;142:67-77.

Zvaifler NJ, Marinova-Mutafchieva L, Adams G, Edwards CJ, Moss J, Burger JA, e Maini RN. Células precursoras mesenquimais no sangue de indivíduos normais. *Artrite Res.* 2000; 2:477-488.

Zuk PA, Zhu M, Mizuno H, Huang J, Futrell JW, Katz AJ, Benhaim P, Lorenz HP, e Hedrick MH. Células multilineaginosas de tecido adiposo humano: implicações para terapias baseadas em células.
Tissue Eng. 2001; 7:211-228.

Zweidler-McKay PA, He Y, Xu L, *et al.* Notch signaling é um potente indutor de paragem do crescimento e apoptose numa vasta gama de malignidades das células B. *Sangue.* 2005;106:3898-3906.

AGRADECIMENTOS

Gostaria de agradecer a Mauro KRAMPERA como supervisor do meu doutoramento, Federico MOSNA por ter realizado investigação e analisado dados, Francesco BIFARI, Veronica LISI, Giulio BASSI, Giorgio MALPELI, Mario RICCIARDI, Omar PERBELLINI Maria Teresa SCUPOLI e Giovanni PIZZOLO por terem analisado dados e contribuído para a escrita em papel.

Agradeço a todos os meus colegas do laboratório de investigação de células estaminais pelos conselhos e ajuda técnica.

Finalmente, graças ao Ministério Italiano da Universidade e da Investigação Científica, e à Fondazione CARIVERONA pelo seu apoio financeiro.

Por último, mas não menos importante, gostaria de agradecer especialmente às pessoas que me ajudam fora do laboratório, especialmente à minha namorada Gwladys Ines Tsiegaing, às minhas irmãs, aos meus irmãos e aos meus pais.